Menschenrechte und Ethik für eine Integrative Medizin

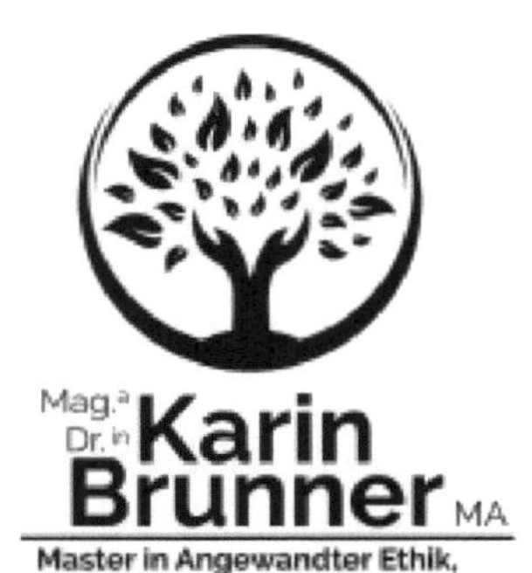

Die Kraft des Herzensweges

ist das Elixier für dein Wirken.

Mag.ª Dr.ⁱⁿ Karin Brunner MA

MAMÁ CULTIVA: SELBSTHILFE MIT MEDIZINISCHEM CANNABIS IN LATEINAMERIKA

Menschenrechte und Ethik für eine Integrative Medizin

Impressum

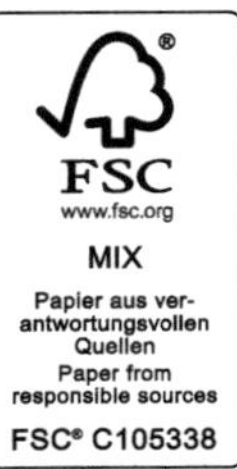

Bibliografische Information der Deutschen Nationalbibliothek:
Die Deutsche Nationalbibliothek verzeichnet diese Publikation in der
Deutschen Nationalbibliografie; detaillierte bibliografische Daten sind
im Internet über http://dnb.dnb.de abrufbar.

© 2022 Karin Brunner

Website: www.kb-global.net

Covergestaltung: Saray Dellan

Foto: Elisabeta Mirion

Herstellung und Verlag: BoD – Books on Demand, Norderstedt

ISBN: 978-3-7562-4626-7

INHALTSVERZEICHNIS

Vorwort

Cannabispflanzen im Garten, auf dem Balkon und im Wohnzimmer, weil ich daraus die Medizin für mein Kind herstelle. Wie bitte?

Richtig verstanden. Genau das machen – wohl nicht nur am lateinamerikanischen Kontinent – zigtausende Menschen, um ihre Lebensqualität oder die eines kranken Familienangehörigen zu verbessern. Die Probleme, Zweifel und Ängste sind oft riesengroß ob vieler Unsicherheiten und gesetzlicher Verbote. Trotzdem schwören diese Menschen darauf, weil sie dadurch ihren Gesundheitszustand verbessern können.

Die lateinamerikanische Mamá Cultiva Bewegung und die Fundación Daya in Chile betreuen PatientInnen und Eltern schwer kranker Kinder, indem sie ihnen Unterstützung zur Selbstherstellung und Anwendung der Cannabismedizin bieten. In dieser Arbeit werden das Wirken und die Herausforderungen der Organisationen und der betroffenen Menschen zu menschenrechtlichen und care-ethischen Themen in Bezug gesetzt. Feldforschungen, Interviews mit Betroffenen, ÄrztInnen und TherapeutInnen sowie Literaturrecherchen in globalen Datenbanken und vor Ort in Uruguay, Chile und Ecuador bilden die Grundlage für dieses Buch.

Mit der Veröffentlichung dieses Buches blicke ich auf die Motivation für das Studium der Angewandten Ethik in Graz mit dem Schwerpunkt Medizin- und Pflegeethik zurück. Bedingt durch die eigene familiäre Situation war ich mehrere Jahre auf beiden Kontinenten von Kindern mit onkologischen Erkrankungen und deren pflegenden Angehörigen umgeben. Das miterlebte Leid hinterließ in mir Spuren, die durch mittlerweile verstummte Stimmen verstorbener Kinder nicht so einfach zu verwischen waren. Die mechanischen Behandlungsabläufe und die Verabreichung von Chemotherapien an mit einer Nummer versehene junge PatientInnen zeigten mir in kalten Krankenhausinstitutionen ein Bild, das mit den Bedürfnissen der PatientInnen nach Genesung und dem Menschsein im Allgemeinen nicht übereinstimmte. Die Organisationsstrukturen und die Rollen- und Machtverteilungen im Gesundheitswesen sind aber so gewachsen und in uns als selbstverständlich eingeprägt. Gefühle der Ohnmacht ob vieler wahrgenommener Widersprüche und Intuitionen über Fehlentwicklungen befahlen mir, mich dieser Themen auf wissenschaftlicher Ebene anzunehmen.

Als mir ein Psychologe erzählte, dass Anfang der 1970-er Jahre der US-amerikanische Präsident Richard Nixon den „Krieg gegen den Krebs" ausgerufen hat, um die

Forschung zu intensivieren, bemerkte ich, dass diese Rhetorik mit dem Erlebten wieder übereinstimmte. Denn genau von dieser Wahrnehmung waren ich und viele andere Betroffene erschüttert: Vom Moment der Diagnose an begann eine Maschinerie im Sinne einer Kriegsführung zu laufen. Doch: wie kann ein Krieg zur Heilung führen und den kranken Menschen in seiner Gesamtheit wahrnehmen oder gar die Ursachen einer Erkrankung, die sozialen, emotionalen und spirituellen Krankheitsparameter erforschen oder heilen? Wie wird eine Forschung organisiert, die zur „Kriegsführung" eingesetzt wird? Und wie viele Todesopfer hat dieser Krieg gefordert und wieviel Leid verursacht, weil ganzheitliche Sichtweisen des Menschen von Krankheit, Heilung und dem Tod, leidmindernde Therapien und medizinisches Wissen, das nicht in diese Kriegsführungsstrategie passt, einfach ausgeblendet und ignoriert wurden?

Es ist höchst an der Zeit, dieses veraltete Bewusstsein über Bord zu werfen und sich einzugestehen, dass die Medizin neue Wege einschlagen muss, wenn sie wirklich den Menschen und nicht ökonomischen und politischen Interessen oder ihrer eigenen Eitelkeit dienen will. Zu sehr ist unsere Gesellschaft von Egoismus, Gewinnstreben und Konkurrenzdenken geprägt, was tiefe Auswirkungen auf Gesundheit, unser Zusammenleben und auch auf die

Ausrichtung des Gesundheitswesens hat. Mögen mit dieser Arbeit Perspektiven in das Licht gerückt werden, die in all den Diskussionen um Professionalität und um PatientInnenwohl verloren gehen.

Gewidmet ist diese Arbeit in erster Linie meiner Tochter Diana, ohne die es mir niemals möglich gewesen wäre, derart viel über und für das Leben zu lernen. Sie hat mir immer gezeigt, wieviel Kraft in einem Menschen stecken kann. Mit ihr habe ich Tag für Tag erlebt, wie vielschichtig eine Erkrankung und ein Gesundungsprozess sind. Weiters ist die Arbeit allen Kindern mit schweren Erkrankungen gewidmet, denen es nicht möglich ist und war, ihren ganzheitlichen, individuellen Weg der Heilung zu gehen, ganz besonders aber Manuel, in dessen Augen ich blickte, als der komplementärmedizinisch begleitende Onkologe über den Abschluss der schulmedizinischen Behandlungen meinte: „Manuel, es war gar nicht so schlimm, oder?" Die zweite Kriegserklärung - nach dem Ausbruch einer weiteren Krebsart - konnte Manuel nicht mehr annehmen.

Wolfsberg, Juli 2022

Mag.ª Dr.ⁱⁿ Karin Brunner MA

Im Labyrinth
der Interessensgegensätze

1 Im Labyrinth der Interessensgegensätze

1.1 Wendepunkte im Leben: Medizinisches Cannabis verbindet die Akteurinnen.

1.1.1 Chile: Aus einem zu Ende gedachten Leben erwächst eine neue Lebensqualität und eine soziale Bewegung: Mamá Cultiva wird geboren.

„Cannabis hat uns unser Leben, das unserer Kinder und unserer Familien zurückgegeben. Das müssen wir laut in die Welt hinausrufen, es gibt eine andere Möglichkeit!" Paulina Bobadilla befindet sich mitten im Wahlkampf um das Bürgermeisterinnenamt ihrer Gemeinde Quilicura im Mai 2021 voller Tatendrang. Sie hat meine Zoom Einladung gleich an mehrere Mütter der Mamá Cultiva Gruppe Chile weitergeleitet, was mich in ein ungeplantes Gruppeninterview wirft.

Jahre zuvor klang ihre Stimme noch gebrochener und vom Leid gezeichnet. Vielfach hatte sie das Schicksal ihrer Tochter Javiera in den Medien und auf internationalen Konferenzen schon erzählt. *„Javiera hat unter anderem eine Tuberöse Sklerose, diese ist mit einer refraktären*

Epilepsie verbunden. Sie hat viele Tumore im Kopf[1]. Bei dieser Epilepsie helfen schon keine Medikamente mehr. Sie nahm Medikamente in höchster Dosis, mit schrecklichen Nebenwirkungen. Sie riss sich ihre Nägel aus, ihre blutenden Händchen spürte sie gar nicht. Jeden Tag ging es ihr schlechter, sie schlug um sich, sie schlug uns, sie schlug jeden, den sie vor sich hatte, sich selbst. Sie lebte in einer fremden Welt, vollkommen abgeschnitten. Wir lebten in einer schrecklichen Welt voller Schmerz und Verzweiflung. Meine Tochter war eine Drogenabhängige.[2] Wenn du ihr ein Medikament in dieser Höchstdosis nicht gabst, wurde sie verrückt, eine Paranoia.... Sie nahm bis zu sechs verschiedene krampflösende Medikamente, die ihre epileptischen Krisen nicht verringerten. Leider war das für unsere Ärzte sehr normal, weil es Nebenwirkungen der Medikamente waren, sie gingen sehr lapidar damit um, oft war es nur ein Schulterklopfen und ein ich bedauere. Sie erhöhten

---

[1] mit gutartigen Tumoren, zur Tuberösen Sklerose https://de.wikipedia.org/wiki/Tuber%C3%B6se_Sklerose.

[2] Span. drogadicta - Süchtige, droga - Droge – wird im Spanischen auch für das Wort „Medikament" verwendet. CNN Chile: Interview mit Paulina Bobadilla, Fundadora de Mama Cultiva: "Aceite de marihuana reemplazó los anticonvulsivos de mi hija" (Gründerin von Mamá Cultiva: Marihuana Öl ersetzte die krampflösenden Mittel für meine Tochter), https://www.youtube.com/watch?v=fITFKWqs21I 18.11.2014.

und erhöhten die Dosis, sie geben dir keine Alternative, die Krisen nahmen aber nicht ab, sie verschlechterten nur unsere Lebensqualität. Hier könnte ich eine lange Liste von Ärzten aufzählen, es waren die besten Chiles. "[3]

Javiera wurde viermal an ihren Beinen operiert und war unzählige Male im Krankenhaus wegen ihrer epileptischen Anfälle. *„Wir Eltern hatten eine scheußliche Depression, ich nahm viele Medikamente, um das alles auszuhalten. Eines Tages konnte ich nicht mehr, ich wollte nicht mehr Leben. Ich sagte, ich kann nicht mehr mit meiner Tochter und dieser Erkrankung. Ich liebe dich, aber ich mache das nicht mehr mit. Sie wollten sie am Kopf operieren, um einen Tumor herauszuholen, einen von zwanzig, wofür? Ich sagte: ich kann nicht mehr, bis hierher sind wir gelangt. Nach sehr langer Zeit war Javiera plötzlich präsent – an dem Tag wollte ich unserem Leben ein Ende bereiten. Sie sagte zu mir: Mamá. Das war es, was mir die Kraft gab, weiterzumachen, weiterzumachen, um eine Alternative zu suchen. Wir hatten schon alles versucht, was die*

---

[3] Paulina Bobadilla: Vortrag Observatorio Español de Cannabis Medicinal, Mamá Cultiva, https://www.youtube.com/watch?v=QMaX__IU8NQ, 23.05.2017.

traditionelle Medizin[4] *anbot. Das war unser Wendepunkt, wie wir zum Cannabis gekommen sind. Wir sahen Ana María in einer Fernsehsendung."*

1.1.2 „Fundación Daya": Mitfühlende Liebe als Motiv für eine Neuorientierung im Leben einer chilenischen Schauspielerin

Ana María Gazmuri befand sich an einem Wendepunkt ihres Lebens, nachdem sie eine geliebte Freundin verloren hatte. Ihre Schauspielerkarriere wollte sie beenden. *„Es waren sehr persönliche Momente, nachdem ich mich in einigen Disziplinen wie buddhistischer Psychologie, Meditation, Kalifornischen Blüten und anderen Themen weitergebildet hatte. Es war mir klar, dass ich den Menschen dienen wollte. Der Verlust dieser Freundin, mit der ich diesen ganzen Weg des Lernens hinter mir hatte, war ein wichtiger Wendepunkt."* Inspiriert von Elisabeth Kübler-Ross, eine der bekanntesten Sterbeforscherinnen, und berührt von der Einsamkeit des Sterbens vieler Menschen dachte

---

[4] Sie verwendet den Begriff „traditionelle" Medizin für den in dieser Arbeit in Anlehnung an die WHO Definition verwendeten Begriff der „konventionellen" Medizin, also der derzeit vorherrschenden Medizin.

sie an eine Ausbildung zur Sterbebegleiterin. *„Das gute Sterben begleiten, das wäre meine Rolle, dachte ich, dieser schlecht begleitete Prozess, in dem viele Menschen in Einsamkeit und Schmerz ihren physischen Körper verlassen und in die spirituelle Welt zurückkehren.“*[5]

Mit ihrer offenen Haltung in dieser Lebensphase und ihrem unermüdlichen Forschergeist fand sie jedoch durch äußere Umstände zu einer neuen Beziehung zur Cannabispflanze, insbesondere zu deren medizinischem und therapeutischem Potenzial. Sie begegnete diesem Potenzial aus einer Perspektive der Freiheit und der kollektiven Rechte. Die Verletzungen des Gesetzes 20.000, welches die Verwendung von Cannabis für medizinische und andere private Zwecke von einer Bestrafung in Chile ausnimmt, erschienen ihr sehr drastisch.

„Eines ist, was man sich selbst vornimmt, etwas anders ist es, wohin das Leben einen trägt. Ich erfuhr von dieser ganzen Problematik des medizinischen Cannabis. Wir erfuhren vom Mädchen Charlotte Figi[6] *aus den Vereinigten*

---

[5] Algo Personal: Interview mit Ana María Gazmuri - 29.04.15, https://www.youtube.com/watch?v=dJSNzPyM2Hg, 30.4.2015.
[6] Laut zahlreichen Medienbereichten inspirierte und revolutionierte die Geschichte Charlottes, die unter dem Dravet Syndrom mit bis zu 300 epileptischen Anfällen pro Woche litt, weltweit den Einsatz von

Staaten und wir begannen hier das erste Mädchen mit Epilepsie mit Cannabis zu behandeln. Es funktionierte innerhalb einer Woche. Ich studierte und studierte und erkannte, dass wir hier ein immenses Potenzial haben."

Ana María wollte eine Organisation für Komplementärtherapien gründen, eine Therapie davon sollte das medizinische Cannabis sein. *„Dieses war aufsehenerregend und die größte Neuigkeit, es wurden immer mehr Leute, die in meinem Haus aus und ein gingen.*" So kam es zur Gründung der Fundación Daya.[7]

Die Organisation ist eine gemeinnützige Einrichtung zum Bekanntmachen, der Verbreitung und der Erforschung von Komplementärmedizin und natürlichen Medizinen. Ihr

---

medizinischem Cannabis bei Kindern mit Epilepsie: El mundo: El legado de Charlotte: cannabis medicinal (Charlottes Vermöchtnis: medizinisches Cannabis) http://www.elmundo.com/noticia/El-legado-de-Charlottecannabis-medicinal/379421, 13.4.2020; Medical Cannabis News MCN: Tributo a Charlotte Figi: La niña que cambió la percepción global sobre cannabis y CBD (Nachruf auf Charlotte Figi: das Mädchen, das die globale Wahrnehmung über Cannabis und CBD veränderte), https://www.youtube.com/watch?v=RpYsF-X6-T0, 9.4.2020; Revista THC: Charlotte Figi: la niña que cambió la historia del cannabis medicinal falleció por COVID-19 (Das Mädchen, dass die Geschichte des medizinischen Cannabis veränderte, starb an COVID-19), https://revistathc.com/2020/04/08/charlotte-figi-la-nina-que-cambio-la-historia-del-cannabis-medicinal-fallecio-por-covid-19/ , 8.4.2020.
[7] Algo Personal, Interview (2015).

Ziel ist es, menschliches Leid zu verringern. „*Wir träumen von einer freundlicheren, empathischeren und liebevolleren Gesellschaft, dass das Leid, das neben uns ist, uns berühren und bewegen möge. Wir träumen davon, vom Individualismus und dem Egoismus auszusteigen, den Wert des Gemeinschaftlichen und des Miteinanders über den Wettbewerb zu stellen. Daraus entstand die Fundación Daya. Daya ist ein Sanskrit Wort, welches 'mitfühlende Liebe' bedeutet. Ein Teil unserer Mission ist auch politischer Aktionismus und Öffentlichkeitsarbeit. Wir arbeiten mit unseren Patienten in einer verzweifelten Realität, in einer Realität, in der die Patienten keine Zeit haben, in der Menschen sterben, in der Kinder mit Epilepsie keine Erleichterung mit der konventionellen Medizin für ihre Leiden erfahren. Es ist ein Gefühl der Dringlichkeit, das die Tätigkeiten der Fundacion Daya und der Organisation Mamá Cultiva, die unter dem Schutz der Fundación Daya heraus entstanden ist, antreibt. Es ist eine Aktionsplattform der organisierten Zivilgesellschaft, um reale und dringende Bedürfnisse der Bevölkerung zu stillen.*"[8] Seit

---

[8] Gazmuri Ana María: Vortrag Observatorio Español de Cannabis Medicinal,

ihrer Gründung im Jahr 2014 hat die Fundación Daya
45.500 PatientInnen betreut.

1.1.3 Ecuador - König David: Der Kampf des David gegen einen seltenen Goliath[9]

Alles begann mit einer Bewusstlosigkeit, als David ein
Jahr und zehn Monate alt war. *„Ich musste ihn Mund zu
Mund beatmen"*, erinnert sich Mutter Karina, die nach und
nach einige Besonderheiten an ihrem Kind wahrnahm. Die
Neurologen beschwichtigen jedoch immer, dass alles in
Ordnung wäre. *„Ich war die verrückte Mutter, die eine
Krankheit in ihrem Kind suchte. Wir hatten 18 Kinderärzte,
niemandem fiel auf, dass David ohne das Gaumenzäpfen
zur Welt kam. Die Anfälle nahmen zu, bis man mir schließlich sagte, dass David aufgrund einer refraktären Epilepsie niemals sprechen oder gehen werde können. David war
schon so medikalisiert, trotzdem hatte er ständig*

---

https://www.youtube.com/watch?v=WSkDWMVoM3s,
23.5.2017.

[9] El Telégrafo: La lucha de David contra un raro Goliat, el único niño
con SWH en Ecuador (Der Kampf des David gegen einen seltenen
Goliath, das einzige Kind in Ecuador mit Wolf Hirschhorn),
https://www.eltelegrafo.com.ec/noticias/sociedad/6/david-goliat-
swh, 14.11.2019.

Krampfanfälle, Bronchospasmen, Bronchopneumonie. Ich konnte ihm nicht einmal die Medikamente geben, weil er ständig Krampfanfälle hatte. Auf der Intensivstation dauerte es einmal eine Stunde, bis sie ihn beruhigen konnten. Es war wie im Horrorfilm. Ich lebte eine Woche zu Hause, 15 Tage im Krankenhaus.“ Karina Jouve studierte und studierte, zuerst Ernährung, dann begann sie mit dem Medizinstudium. Eines Tages sagte ihr Instinkt, dass es da noch etwas gäbe. Sie forderte eine Radiografie. Dabei stellte sich heraus, dass David nur eine Niere hatte. Das war der Wendepunkt, an dem sie beschloss, nach einer natürlichen Alternative zu suchen. Sie entdeckte den Fall Charlotte Figi und freundete sich mit deren Mutter an. Sie kontaktierte Paulina Bobadilla in Chile und bat sie um Hilfe. Nach mehreren Versuchen mit Cannabis entdeckte sie die Sorte *Lemon Hize*, eine Sorte mit einem hohen psychoaktiven THC Gehalt. *„Ich probierte sie und sie tat ihm so gut. Wie eigenartig, er begann nicht zu lachen, nicht zu weinen, die Krisen dauerten noch an, aber sie wurden weniger. Dann dachte ich mir, warum gebe ich ihm Cannabis nicht zu essen?“* Sie veranlasste eine vollkommene Ernährungsumstellung, ohne Zucker und strich viele weitere Nahrungsmittel. *„Rohes Cannabis, gemischt mit Säften, Salaten,* *aufgeschnitten wie Petersilie. Wir essen auch die Cannabissamen. Und ich entdeckte einen Wunder-Samen, in Indien nennt man ihn den gesegneten Samen, besser bekannt als Schwarzkümmel. Es verbesserte sich komplett die Verdauung. Viele der Autoimmunerkrankungen sind durch eine Stoffwechselstörung begründet"*, erklärt Karina, die mittlerweile als Ärztin viele PatientInnen betreut. Sie hält international Vorträge über das Wolf-Hirschhorn-Syndrom, welches bei ihrem Sohn nach langem Suchen in Spanien diagnostiziert wurde. Sie will die Erkrankung bekannter machen und Vorurteile abbauen. *„Wir feiern bald fünf Jahre ohne epileptische Anfälle, fünf Jahre ohne Medikamente. Wir haben eine zweite Chance zu leben bekommen"*. David genießt seine große Leidenschaft - das Reiten - ohne Angst vor einem Krampfanfall. *„Die Gesetzeslage in Ecuador ist unsicher, es ist nur CBD erlaubt"*, führt Karina weiter aus. Trotzdem hatte sie persönlich nie Probleme mit der Polizei, auch nicht mit Stigmatisierung wegen der Verwendung. Der Selbstanbau für David war politisch autorisiert[10]. *„Es ist nicht wie in Argentinien und in Chile. Es ist doch eine Medizin, eine Pflanze. Cannabis ist aber nach*

---

[10] Siehe dazu unten Kapitel 1.9.6.

wie vor" – sie sucht lange nach dem passenden Wort – *„satanisiert"*.

1.2 Akute Konfliktzonen in der Medizin

Nach jahrelangem Lernen über komplementäre und alternative Heilmethoden, Kennenlernen verschiedenster
kultureller Perspektiven von Gesundheit, Krankheit, Heilung und dem Tod stieß ich auf die lateinamerikanische
Mamá Cultiva Bewegung. Dabei handelt es sich um eine
Gruppe von Müttern schwerkranker Kinder, die sich für die
Anwendung und die Selbstherstellung von medizinischem
Cannabis stark macht. Lateinamerika und der spanisch-
sprachige Raum waren deshalb interessant, weil ich mich
jahrelang in verschiedenen südamerikanischen Ländern
aufhielt. Zum Thema Cannabis hatte ich einen besonderen
Bezug, weil ich viele Jahre in Uruguay lebte, welches das
erste Land weltweit war, das den Cannabisanbau und -kon-
sum im Jahr 2013 – regulierend für Freizeitzwecke – legalisierte.

Sehr rasch entstand eine emotionale Nähe zur Mamá
Cultiva Bewegung. Diese ist sicherlich durch eigene Erfahrungen im Gesundheitswesen auf beiden Kontinenten -

bedingt durch die onkologische Erkrankung meiner Tochter - geprägt. Das Miterleben des Leides vieler Kinder und das sprachlose Ausgeliefertsein in einem Behandlungsmarathon mit aggressivsten Therapien und die in unzähligen Gesprächen mit PatientInnen und Angehörigen erfahrenen Perspektiven der Suche nach einem würdevollen Leben oder Sterben ließen ein stummes Bild entstehen, das in öffentlichen Gesundheitsdiskussionen kaum wahrgenommen wird. Viele der Themen sind in eine unsichtbare Parallelwelt gedrängt. So kommt es vor, dass Eltern heimlich leidmindernde Begleittherapien für ihre Kinder veranlassen. Sie leben dann noch in der Angst, dass die behandelnden OnkologInnen diese entdecken und sich gegen diese Therapien stellen könnten. Es handelt sich um Therapien, von denen die OnkologInnen meist keinerlei Wissen darüber haben, wie sie wirken und in welcher Form sie hilfreich sein können. Diese Machtkonstellation gepaart mit fehlendem ganzheitlichem medizinischem Wissen und die mangelnde Kommunikation und Wertschätzung zwischen den verschiedenen medizinischen Disziplinen geht zulasten der PatientInnen und deren Angehörigen.

Eine Situation, in der ich vom behandelnden Arzt um die Zustimmung zur Teilnahme an einer klinischen Studie gefragt wurde, und er mir erklärte, dass „ein Computer entscheide", ob meine Tochter ein bestimmtes Chemotherapiepräparat einmal oder zehnmal verabreicht bekomme, machte mich in der persönlichen Betroffenheit auf eine Dimension aufmerksam, die in diesem Moment nicht benennbar war. Bekanntlich verursachen Chemotherapien oft schwerste Nebenwirkungen, des Öfteren weitere Krebsarten, manchmal sogar den Tod.

Viele körperlichen, verbalen und wortlosen Übergriffe gegenüber Kindern und Angehörigen durch im Gesundheitswesen Tätige mussten als Selbstverständlichkeiten hingenommen werden. Es waren Verhaltensweisen, die nicht mit dem Anschein überstimmten, dass diese Menschen helfen wollten, manche mit liebevoller Hingabe.

In diesen Jahren fand ich oft einige Stunden Schlaf in wohltätigen Einrichtungen, die von Unternehmen gesponsert werden, die gesundheitsschädigende Lebensmittel erzeugen. Die WHO stuft zum Beispiel Wurstwaren als krebserregend ein[11]. In Uruguay trägt der „Hogar", das

---

[11] WHO: Cancer: Carcinogenicity of the consumption of red meat and processed meat
https://www.who.int/news-room/questions-and-answers/item/cancer-carcinogenicity-of-the-consumption-of-red-meat-and-processed-meat, 26.10.2015.

vorübergehende Zuhause in Montevideo für krebskranke Kinder und deren Angehörige den Namen eines sponsernden Wursterzeugungsunternehmens. In vielen Ländern, so auch in Österreich, sponsert die weltweit bekannteste Fastfoodkette Unterkünfte für Angehörige neben den onkologischen Behandlungszentren, um ihnen zu ermöglichen, in der Nähe ihrer leidenden Kinder zu sein. Wenn dann die kahlköpfigen Kinder noch lächelnd für diese Sponsoren und Erzeuger gesundheitsschädigender Lebensmittel vor die Kamera geholt werden[12], findet eine Würdeverletzung statt, die die Betroffenen in diesem Moment meist gar nicht wahrnehmen. Betroffene befinden sich in einer derartigen Ausnahmesituation, in der jede Hilfe dankbar angenommen wird. Man durchlebt Situationen, in denen einige Stunden Ruhe als überlebensnotwendig empfunden werden.

In dieser Konstellation versammelt sich nach meinem Empfinden ein abartiger Ausdruck einer enthumanisierten und kommerzialisierten Medizin, unter der viele Menschen, die Hilfe benötigen, leiden müssen. Wie ist es überhaupt möglich, dass Unternehmen, die

---

[12] www.kinderhilfe.at.

gesundheitsschädigende und zum Teil als krebserregend eingestufte Lebensmittel herstellen, mit derartigen Werbeaktionen ihr Image aufbessern können? Gleichzeitig leisten diese Unternehmen einen Beitrag zur Krankheitskultur der Gesellschaft und der Menschheit. Kinder werden hier unter dem Titel der Wohltätigkeit für die Zwecke dieser Unternehmen missbraucht. Diese Würdeverletzung stellt eine Gewaltform dar, die gesellschaftlich weitgehend toleriert ist, wird doch jede Hilfe für diese besonders bemitleidenswerten Kinder als mildtätig angesehen.

Viele dieser Erlebnisse förderten nicht unbedingt mein Vertrauen gegenüber dem konventionellen, also vorherrschenden Medizinsystem. Kinder werden nach Protokollen behandelt, die nach einem obsoleten mechanischen Menschenbild[13] zustande gekommen sind, in denen jedwede leidmindernden Begleittherapien ausgespart und wissenschaftlichen Ansätze für ein ganzheitliches Menschenbild ignoriert werden. Aus eigenen Wahrnehmungen ist mir bekannt, dass den Kindern nicht selten Psychopharmaka, die weitere Nebenwirkungen verursachen, verabreicht werden, damit sie all die Umstände und aggressiven Therapien

---

[13] siehe dazu Kapitel 2.1.

ertragen können. Dies geschieht, obwohl es aus anderen Medizinsystemen Wissen gibt, das wesentlich zur Leidminderung beitragen könnte. Dieses Wissen wird ignoriert, unterdrückt oder einfach als unwissenschaftlich abgetan.

Rasch zogen mich daher die Vorträge auf den jährlich stattfindenden internationalen Konferenzen in Santiago de Chile, die von der chilenischen Organisation Fundación Daya, mit deren Hilfe Mamá Cultiva entstanden ist, in den Bann. Internationale ExpertInnen, ForscherInnen und ÄrztInnen, die mit medizinischem Cannabis arbeiten, berichten dort von den neuesten wissenschaftlichen Erkenntnissen und aktuellen Erfahrungen auf globaler Ebene. Ergänzt durch Erzählungen zahlreicher PatientInnen, die zum Teil von einer großen Verbesserung der Lebensqualität durch den Cannabiskonsum berichten, stieg ich eine Welt ein, die aus Geschichten voller Leid aber auch voller Hoffnung und neuer Perspektiven gezeichnet ist. Sei es die Reportage aus Israel über den Einsatz von Cannabis in Altenheimen[14], oder Vorträge einer argentinischen Psychiaterin[15], die über

---

[14] ARD: Israel, Tel Aviv "Cannabis im Altenheim", https://www.youtube.com/watch?v=aLR6ILW4e3s, 29.1.2014.
[15] Romero María Celeste: Cannabis y esquizofrenia (Cannabis und Schizophrenie), Fundación Daya https://www.youtube.com/watch?v=cQmzz_zkyN0, 2.12.2019;

die Verbesserung der Lebensqualität durch Cannabis für viele psychisch Kranke spricht, all diese Formate vermittelten einen starken befürwortenden Tenor für medizinisches Cannabis zur Verbesserung der Lebensqualität und Verringerung von Leid. Die Behandlung von psychisch Kranken, die oft auch zu Zwangsunterbringungen und Zwangsmedikalisierungen führen, rührten an meine Erfahrungen aus der Arbeit als Juristin mit diesen vulnerablen Personen, die manchmal schwere Einschränkungen ihrer Grund- und Freiheitsrechte erfahren. Diese Einschränkungen werden auf psychiatrische Gutachten, die sich im Rahmen der begrenzten Behandlungsmöglichkeiten der konventionellen Medizin bewegen, gestützt.

Als ehemalige langjährige Mitarbeiterin in einem Gewaltschutzzentrum bin ich für Gewaltstrukturen und -dynamiken besonders sensibilisiert. Ich begann im Laufe dieser letzten Jahre ein immenses Gewaltpotenzial

Romero María Celeste: Cannabis y Salud Mental, aplicaciones terapéuticas, reducción de riesgos y gestion de placeres (Cannabis und mentale Gesundheit, therapeutische Anwendungen, Risikoreduktion und Management der Freuden), Primer Encuentro de Cannabis Terapéutico en El Hoyo, Chubut (Erstes Treffen Therapeutisches Cannabis in El Hoyo, Chubut). Jänner 2020. https://www.youtube.com/watch?v=eelWZbcmEAY&t=498s, 19.5.2020.

wahrzunehmen, dessen Ursprung nicht unmittelbar benannt werden konnte, ein Gewaltpotenzial, welches viele menschenrechtliche Themen berührt. Je weiter ich in die Materie vordrang, umso stärker wurden für mich die Gewaltstrukturen auch benennbar. Im Laufe des Studiums der Angewandten Ethik wurden mir die geschichtlich gewachsenen Machtstrukturen in der Medizin und deren philosophische Grundlagen bewusster.

Die Geschichte und die Politik um die Cannabispflanze sowie die Aktivitäten von Mamá Cultiva und der Fundación Daya schienen mir ein großartiges Beispiel, um diese Machtstrukturen einer Medizin, die die Ganzheit des Menschen, dessen individuelle Bedürfnisse und seine Fähigkeiten zur Eigenverantwortung und Selbstheilung aus den Augen verloren hat und die Auswirkungen auf Hilfesuchende nachzuzeichnen. Wenn ich darauf zurückblicke, wie ich in der von Galerien, Antiquitätenhandlungen und Straßenkünstlern geprägten Altstadt von Montevideo flanierte, wo selbstverständlich niemand aus der Fassung gerät, wenn hie und da der süßliche Rauch von Marihuana in der Luft liegt, erinnere mich gleichzeitig an eine Nachrichtenmeldung in Radio Kärnten, in der von einer dramatischen Verhaftung eines jungen Mannes in einer Telefonzelle berichtet wurde, bei der einige Gramm Cannabis „sichergestellt" wurden.

Persönlich immer nahe an den Lebenserfahrungen der Menschen, erschloss sich für mich in der Mamá Cultiva Bewegung und den Aktivitäten der Fundación Daya ein Forschungsfeld, in dem viele dieser Konfliktpotenziale repräsentiert werden.

1.3 Anschlussbedarf in der Medizinethik

Im Rahmen der Medizinethik sind Diskurse über alternative Therapieentscheidungen praktisch immer am herrschenden, konventionellen Medizinsystem ausgerichtet. Die Medizinethik hat die Aufgabe, bei konfliktbesetzten medizinischen Themen kritische Fragen aus den verschiedensten Perspektiven zu stellen, um den Diskurs in einer geordneten Weise anzuregen. Dazu gehören zum Beispiel Fragen der Sterbehilfe, des Schwangerschaftsabbruches, der künstlichen Fortpflanzung und der Forschung am menschlichen Genom. Ihre Aufgabe ist es auch, Stellungnahmen abzugeben, wenn medizinische Entscheidungen zu treffen sind oder neue Forschungsvorhaben bewilligt werden sollten. Die

Medizinethik sollte für die Einhaltung bestimmter Grundwerte im Zusammenhang mit medizinischen und gesundheitspolitischen Entscheidungen sorgen. Den Konfliktthemen um abweichende Therapiemöglichkeiten und Therapieentscheidungen liegt jedoch auch in der Medizinethik meist die Annahme zugrunde, dass es eine einzige gültige wissenschaftliche Medizin gibt, die als Grundlage für medizinethische Empfehlungen heranzuziehen ist. Das herrschende biomedizinische Paradigma mit den industriell-pharmakologisch medikamentösen Behandlungen ist in dieser Grundannahme anderen Therapieformen übergeordnet. Die Grundfeste dieser Medizin sowie vergangene politische und ökonomische Einflüsse auf die Therapieentwicklungen in diesem System, auf das sich ärztliche Empfehlungen für ethische Stellungnahmen stützen, werden dabei gar nicht mehr hinterfragt.

In der Medizinethik wird bei alternativen Therapieentscheidungen kaum einmal aus der Sicht der Betroffenen reflektiert. In gelegentlich eskalierenden Fällen - wenn Eltern mit medizinischen Behandlungen wie Chemotherapien, die schwere Nebenwirkungen verursachen, nicht einverstanden sind, werden diese Konflikte aus dieser einzig gültigen Sicht beurteilt, auch verurteilt. Manchmal steht sogar ein

Obsorgeentzug im Raum[16]. All die dahinterliegenden Problematiken, die zu solchen Konfliktsituationen führen, werden in der bisherigen medizinethischen Literatur kaum differenzierend ausgeleuchtet. Nicht selten informieren sich Eltern, die andere Medizinen in die Behandlungen ihrer Kinder miteinbeziehen, viel weitergehender als Eltern, die bedingungslos den schulmedizinischen Behandlungen zustimmen. Sie nehmen oft enorme Stresssituationen in Kauf, um die Heilung ihrer Kinder zu fördern. Zu rasch werden in solchen Fällen, sofern sie öffentlich werden, schuldige Gurus gesucht, die die Eltern angeblich verführen. Diese Fälle sind jedoch offenbar – soweit ich in diesen Jahren als Betroffene und später als Forschende erfahren konnte - die Spitze eines Eisberges der dahinterliegenden Probleme vieler Betroffenen, die durch ein selbstverständliches Zusammenarbeiten sämtlicher medizinischer Disziplinen und der Wahrnehmung des Menschen in seiner Ganzheit verhindert werden könnten.

Exemplarisch erinnere ich mich an eine Situation, bei der ein privat ordinierender Onkologe, der erwachsene

---

[16] Maio Giovanni: Ethik in der Kinder- und Jugendmedizin in ders: Mittelpunkt Mensch, Lehrbuch der Ethik in der Medizin - Mit einer Einführung in die Ethik der Pflege, 2. Auflage, Schattauer, Stuttgart (2017) S. 249-253.

KrebspatientInnen ganzheitlich integrativ, also individuell abgestimmt schul-, komplementär- oder auch alternativmedizinisch behandelt, eine ganzheitliche Behandlung meiner Tochter aus Angst vor gerichtlichen Schritten verweigerte. In Vorträgen informiert er jedoch auf internationaler Ebene über die ganzheitlichen Therapiemöglichkeiten und klärt über die für PatientInnen nachteiligen Einflüsse der Pharmaindustrie auf, die ganzheitliche Behandlungen verhindern. Kinder haben also offenbar kaum eine Chance auf eine individuelle, an ihre Person angepasste Behandlung, bei der sie je nach Bedarf Zugriff sowohl auf schulmedizinische als auch auf komplementär- und alternativmedizinische Therapieformen hätten. Sie werden für eine alternative Therapieform im wahrsten Sinne des Wortes von der Schulmedizin erst „freigegeben", wenn sie „austherapiert" sind, also nach der gängigen Ansicht keine Heilungschancen mehr bestehen. Zu diesem Zeitpunkt sind aber meist durch die aggressiven Behandlungen viele Organe bis zur Funktionsunfähigkeit zerstört.

Die Gründe für alternative Therapiesuchen werden in den medizinethischen Diskursen kaum beleuchtet oder eben aus der Sicht der vorherrschenden, konventionellen Medizin beurteilt. Dass die Erfahrungen und

Entscheidungen dieser Eltern und PatientInnen eine wichtige Erkenntnisquelle für die Verbesserung der Gesundheitsversorgung und der Qualität der medizinischen Behandlungen sein könnten, wird dabei vollkommen übersehen. Dahinterliegende Missstände und Ursachen für das Misstrauen dieser Eltern und der PatientInnen, die eine begleitende oder alternative Therapieform suchen, blieben bisher weitgehend im Dunkeln. Diese Problemlage ist sowohl in der Medizinethik als auch in Menschenrechtsdiskursen um Gesundheitsthemen wenig erforscht und tiefgehender diskutiert.

Aus diesen Gründen und vor dem Hintergrund eigener Erfahrungen begab ich mich in das Forschungsfeld der Mamá Cultiva Bewegung und der Fundación Daya. Die Mitglieder dieser Bewegungen sind auf der Suche nach der Verbesserung ihrer Lebensqualität aufgrund schwerer Erkrankungen mit zahlreichen ethischen und juristischen Konflikten konfrontiert. Meine Feldforschungen waren von der Intention geleitet, die Werte und Motivationen der Beteiligten zu erforschen sowie die begünstigenden und hinderlichen Momente für ihre Aktivitäten, die sich oft gegen Machtinteressen und staatliche Interventionen zu behaupten haben, herauszufinden. Es werden Demütigungs-

und Gewalterfahrungen innerhalb des schulmedizinischen Systems, denen AkteurInnen bei der Anwendung einer alternativen Therapie ausgesetzt sind, definiert. Weiters interessierten mich die Faktoren für Ermächtigung und Selbstbestimmung in Gesundheitsfragen dieser Menschen. Das Handeln der Betroffenen wird in diesem Buch durch die Definition der menschenrechtlichen Bestimmungen für ganzheitliche Gesundheit und eine Integrative Medizin sowie care-ethische Grundlagen gerahmt. Unter Miteinbeziehung des Wissens aus den Sorgebeziehungen und der PatientInnen selbst werden im zweiten Teil des Buches Auswege aus diesen Konfliktsituationen und Versorgungsdefiziten aufgezeigt werden. Im Rahmen der Forschungsarbeiten genoss ich auch die bereichernden Möglichkeiten, an Online-Workshops der Fundación Daya zur Herstellung der Cannabismedizin und zum Ziehen der Pflanze teilzunehmen. Während meines Forschungsprozesses habe ich mich teilweise in Uruguay und teilweise in Ecuador aufgehalten. Uruguay war das erste Land weltweit, das den Cannabisanbau und -konsum legalisierte. Umgeben von einem Umfeld mit liberaler Haltung zur Cannabispflanze wurde die Bedeutung äußerer Umstände, wie politischer und gesellschaftlicher   Haltung   und   gesetzlicher

Rahmenbedingungen für die Lebensqualität von PatientInnen und deren Angehörigen sehr rasch bewusst. Während ich in Uruguay auf der jährlich stattfindenden Expo-Cannabis[17] die *cultura cannábica*[18], die Cannabiskultur und all die Konsum-, Produktions-, Wissens-, Lebens- und Wirtschaftsformen rund um die Pflanze eingehend kennen lernen konnte, ist das Thema in Ecuador noch tabubehaftet.

1.4 Cannabis: eine Kulturpflanze der Menschheit im Spannungsfeld von Gesundheitssorge und Machtinteressen

Die Geschichte der Verwendung der Hanfpflanze ist eine Geschichte der Beziehung zwischen den Menschen und der Pflanze aus unterschiedlichen kulturellen Perspektiven, eine Geschichte religiöser und ritueller Vielfalt, der medizinischen Verwendung und des Schauplatzes von ökonomischen und politischen Interessen. Insofern kann Cannabis auch beispielhaft für eine Geschichte von

---

[17] Website der Veranstaltung https://expocannabis.uy/.
[18] Definition laut Wikipedia, übersetzt aus dem Spanischen: Die Cannabiskultur ist die Gesamtheit der Bräuche, Traditionen und sozialen Verhaltensweisen im Zusammenhang mit dem Konsum von Cannabis, speziell als ein Entheogen (halluzinogener Stoff), Freizeitdroge und als Medizin. https://es.wikipedia.org/wiki/Cultura_del_cannabis

Machtinteressen über Gesundheit und den Körper als Wirtschaftsgut betrachtet werden.

Der uruguayische Anthropologe Daniel Vidart, der sich Zeit seines Lebens intensiv mit der Anwendung psychedelischer Substanzen und Machtinteressen in der Drogenpolitik auseinandersetzte, beschreibt sechs Verwendungsarten dieser Substanzen, die auch für Cannabis gelten: die Nutzung zu Freizeitzwecken (spanisch *uso recreativo*: *recrear* übersetzt rekonstruieren), die Nutzung für magische Zwecke, für schamanische Reisen, für Mysterien (griechisch *mysterion*: das Geheimnis wahren, *mystes*: der Initiierte, der niemals und niemandem das während des Rituales Geschehene erzählen darf) und priesterliche Zwecke im Sinne einer institutionalisierten Gottheit sowie für den medizinischen Gebrauch. Für letztgenannten verschreibt der „Hexer, Schamane oder Mediziner" aus einer Vielfalt von Drogen auch die THC hältige (das psychoaktive Tetrahydrocannabinol THC) Cannabisblüte. Marihuana und andere Kräuter wurden im Mittelalter auch von den Kräuterfrauen verwendet, um ihre heilenden Gebräue herzustellen. Diese Frauen wurden von der Kirche als Dienerinnen des Dämons verteufelt und landeten auf den Scheiterhaufen. Vidart spricht aus der Sicht eines Anthropologen mit scharfem Zynismus einige Problemfelder - wie die Folgen der Kommerzialisierung der Medizin – an, von denen auch die ProtagonistInnen dieses Buches aus deren Lebensalltag und Arbeitsumfeld berichteten. Der Anthropologe wettert leidenschaftlich gegen die wissenschaftlichen Arzneibücher, deren Drogen (gemeint die chemisch-pharmazeutischen Medikamente) eine „Hilfsartillerie für diverse Psychosen, Neurosen"… etc. darstellen und „perverse Abhängigkeiten und Nebenwirkungen verursachen", die die kommerzielle Werbung vereinnahmt haben und deren Überdosis tödlich sein kann.[19]

Aus paläobotanischen Untersuchungen weiß man, dass es in China bereits vor etwa 12.000 Jahren eine enge Beziehung des Menschen mit der Cannabispflanze gab. Der Cannabissamen begleitete die Wanderbewegungen der Menschen. In archäologischen Studien geht man von einer symbiotischen Beziehung des Menschen mit der Pflanze zu einem wechselseitigen Nutzen aus, vergleichbar mit der Beziehung des Menschen zu gewissen Tieren. Vor etwa 3000 Jahren wurde in China Cannabis aufgrund seiner

---

[19] Vidart Daniel: Marihuana, la flor del cáñamo, un alegato contra el poder (Marihuana, die Hanfblüte, ein Plädoyer gegen die Macht), Editciones B Uruguay, Montevideo (2014), S. 93-99.

psychoaktiven Eigenschaften zu rituellen Zwecken verwendet. Zu medizinischen Zwecken wurde die Pflanze vermutlich bereits 2000 Jahre v. Chr. in China verwendet. Ein schriftlicher Nachweis dafür ist etwa 2000 Jahre alt. Auch in Japan gibt es Hinweise über die Verwendung von Cannabis. In einer jüngsten archäologischen Studie[20] fand man heraus, dass in Zentralchina Cannabis vor etwa 3000 Jahren ein wichtiges Lebensmittel und möglicherweise zu dieser Zeit sogar wichtiger als Reis war. Eine lange geschichtliche Tradition der Cannabispflanze gibt es auch in der indischen Kultur und deren Ayurveda Medizin. Cannabis wurde dort für die Behandlung von Angstzuständen und Schmerzen, zur Entspannung und zur Behandlung von Schlaflosigkeit verwendet sowie zur Erzeugung euphorischer Gefühle. Um 1500 v. Chr. wurde in Ägypten die Pflanze zur Behandlung von Entzündungen erwähnt. Im römischen Reich wurde medizinisches Cannabis ebenfalls zur Behandlung von Entzündungen, Arthritis und zur

---

[20] South China Morning Post: Chinese tomb reveals ancient staple taste for cannabis, https://www.scmp.com/news/china/science/article/3163840/chinese-tomb-reveals-ancient-staple-taste-cannabis-study?utm_source=Whatsapp&utm_medium=share_widget&utm_campaign=3163840tomb reveals ancient staple taste for cannabis: study | South China Morning Post (scmp.com), 19.01.2022.

Schmerzlinderung erwähnt, weiters erfolgte die Kultivierung der Pflanze für die Herstellung von Kleidung und Netzen. Bei den Griechen findet Cannabis zwischen 90 und 40 v. Chr. ebenfalls Erwähnung in Aufzeichnungen über exzessiven Konsum und damit verbundener Demenz und Psychose. Später gelang die Pflanze nach Afrika und Amerika. Im 17. Jahrhundert führten die Spanier in Chile die Cannabispflanze ein.

In Europa wurde der Hanf in Schriften Hildegard von Bingens als großes Heilmittel erwähnt. Durch den kulturellen Austausch zwischen Orient und Okzident wurde die Wirkung von Cannabis um 1800 n.Chr. wiederentdeckt. Das Ende des 19. Jahrhunderts und Anfang des 20. Jahrhunderts gilt als das goldene Zeitalter des medizinischen Cannabis in der westlichen Medizin. Königin Victoria von England importierte Cannabis aus Indien, um damit ihre Migräne und ihre schmerzhaften Menstruationsblutungen zu behandeln. Der indische Hanf wurde auch gegen den Starrkrampf erfolgreich eingesetzt. Die österreichische Kaiserin Sissi verwendete Cannabis gegen Husten und wahrscheinlich zur Appetitanregung. Der Arzt Königin Victorias veröffentliche 1890 in der Zeitschrift *Lancet,* eine der heute mächtigsten und einflussreichsten medizinisch-wissenschaftlichen Zeitschriften, seine 30-jährigen Erfahrungen mit der Verschreibung von Cannabis zu medizinischen Zwecken. Er bezeichnete die Pflanze als eine sehr nützliche Droge zur Behandlung einer Vielzahl von Schmerzerkrankungen. Um diese Jahrhundertwende wurde Cannabis von vielen Ärzten in Europa, die sich mit der Pflanze befassten, zur Behandlung zahlreicher Erkrankungen wie Keuchhusten, Asthma, Schmerzen, Durchfall, Morbus Basedow, Gebärmutterblutungen und vieler anderer sehr wertgeschätzt.

Im 20. Jahrhundert begannen die Restriktionen für die Verwendung von Cannabis ausgehend von den Vereinigten Staaten mit der Marihuana Tax Act 1937. Cannabis wurde durch Schmerzmittel ersetzt. Die Vereinten Nationen stellten im Jahr 1961 Cannabis auf die Liste der *Single Convention on Narcotic Drugs* unter strenge Kontrolle, gleichgesetzt mit Heroin. Das goldene Zeitalter von Cannabis wurde 1970 endgültig beendet, als es in den USA zur Liste 1 Droge erklärt wurde, was die Forschung sehr erschwerte. Negativ beeinflusst wurde dieser Umstand auch durch eine Debatte, dass Cannabis der Auslöser für

Schizophrenie sein könnte, wofür es jedoch unter Fachleuten unterschiedliche Erklärungsansätze gibt.[21]

Einen Meilenstein erreichte 1964 der israelische Wissenschaftler, der Chemiker Raphael Mechoulam, als es ihm gelang, aus Marihuana aus dem Schmuggel, das ihm die israelische Polizei überließ, den psychoaktiven Stoff Tetrahydracannabinol THC zu isolieren. Mechoulam befasste sich in den folgenden Jahren intensiv mit der Erforschung der Cannabispflanze und deren Wirkungen. In Forschungen an Mäusen und Affen stellten er und weitere Wissenschaftler fest, dass das Cannabidiol, das CBD sehr wirksam gegen Epilepsie wirkte. Daraufhin führte er mit Wissenschaftlern aus Sao Paulo in Brasilien um 1980 eine doppelblinde Studie mit 15 erwachsenen PatientInnen durch, bei der sich herausstellte, dass die Hälfte der PatientInnen, also 4 der 8, die CBD bekamen, keine epileptischen Anfälle mehr hatten, bei drei reduzierten sich die Anfälle wesentlich, lediglich bei einem Patienten gab es keine

---

[21] Crocq Marc-Antoine: History of cannabis and the endocannabinoid system, Dialogues in clinical neuroscience, Vol 22, No. 3, (2020) S. 223-228 mit weiteren Quellennachweisen; Carus Michael: Kulturgeschichte des Hanfes, in Müller-Vahl Kirsten R., Franjo Grotenhermen (Hrsg.): Cannabis und Cannabinoide in der Medizin, Medizinisch Wissenschaftliche Verlagsgesellschaft, Berlin (2020) S. 3-34.

Veränderung. Die Studie wurde publiziert, deren Ergebnisse wurden jedoch bei der Behandlung von EpilepsiepatientInnen und in der weiteren Forschung von der konventionellen Medizin ignoriert. Im Jahr 1992 entdeckte Mechoulam mit seinem Forschungsteam, dass der Mensch Rezeptoren im Körper für die Cannabinoide besitzt.[22]

„Wir sind gemacht für die Pflanze," erklärte mir der technische Berater und klinische Supervisor der Fundación Daya aus Santiago de Chile Sebastián Torres bei einem ersten Beratungsgespräch. *„Wir haben die Rezeptoren für diese Pflanze in der Haut, im Blut, in den Muskeln, im Gehirn, in allen Teilen des Körpers. Wir müssen uns das so vorstellen, dass wir die Schlösser in unserem Körper haben, die Pflanze hat die Schlüssel für diese Schlösser,"* versucht Sebastián mir und meiner Tochter unser Endocannabinoidsystem verständlich zu machen. *„Wenn es uns 40 Minuten lang sehr gut geht, beginnt unser Gehirn ebenfalls Endocannabinoide zu produzieren".* Das als erstes entdeckte endogene, also vom Körper selbst produzierte

---

[22] Mechoulam Raphael: Vortrag "Pasado, presente y futuro del cannabis medicinal" (Vergangenheit, Gegenwart und Zukunft des medizinischen Cannabis), Observatorio Español Cannabis Medicinal, 23.5.2017, https://www.youtube.com/watch?v=R8cPfCYACDs&t=123s.

Cannabinoid wurde Anandamida genannt. Das Wort wird vom Sanskrit Wort Ananda abgeleitet, das Glück bedeutet. Die Bezeichnung wird auf die Rolle dieses Endocannabinoids für die Erleichterung, die es in KonsumentInnen verursacht, zurückgeführt.[23]

In Israel, das zu den führenden Ländern in der Cannabisforschung zählt, ist Cannabis für Kinder seit 2014 zugelassen.[24] Dort wurde Cannabidiol auch über einen längeren Zeitraum erfolgreich in hohen Dosen bei Knochenmarkstransplantationen eingesetzt, wodurch der Prozentsatz der Todesfälle herabgesetzt werden konnte. Trotzdem wurden und werden diese Praktiken international nicht standardmäßig angewandt, obwohl dadurch Leid verringert und Todesfälle verhindert werden könnten. Es wurde in klinischen Forschungen auch nachgewiesen, dass eine hohe Cannabidiol Dosis zur Behandlung von Schizophrenie gleich wirksam wie die derzeit verwendeten Medikamente sei. Im

---

[23] Medcan Medical Cannabis Verein Schweiz: Endocannabinoid System, Tor und Schlüssel von Cannabis, https://www.medcan.ch/de/medizin/41-ecs.
[24] Fundación Daya: Seminario Cannabis, Salud y DDHH: Fundamentos y Experiencia para la Defensa de Usuarios y Pacientes (Seminar Cannabis, Gesundheit und Menschenrechte: Grundlagen und Erfahrungen für die Verteidigung von Nutzern und Patienten), https://www.youtube.com/watch?v=fLegmh3k9-M, 21.09.2020; Vortrag Mechoulam Raphael (2017).

Unterschied zu diesen treten bei der Cannabidiol Therapie jedoch keine Nebenwirkungen auf. *„Es ist eine Schande, dass das nicht verwendet wird, denn wir haben nachgewiesen, dass das nützlich ist,"* schildert Raphael Mechoulam in einem Vortrag. Ebenso hat sein Forscherteam die Wirksamkeit bei bestimmten Formen von Diabetes in Tierversuchen nachgewiesen. Es war in weiterer Folge jedoch nicht möglich, eine klinische Studie dazu durchzuführen.[25]

Laut des Berichtes der National Academy gilt der Einsatz von Cannabis aktuell nur für folgende drei Bereiche als wissenschaftlich evident: chronische Schmerzen bei Erwachsenen, für die Reduzierung von Übelkeit und Erbrechen bei chemotherapeutischen Behandlungen sowie bei Spastik Symptomen bedingt durch Multiple Sklerose.[26]

Die Bestandteile der Pflanze und das Endocannabinoidsystem sind mittlerweile gut erforscht[27], klinische Studien sind jedoch oft nicht möglich, der Einsatz der Pflanze als Medizin erfolgt nach wie vor äußerst zurückhaltend. Im

---

[25] Vortrag Mechoulam (2017).
[26] Crocq Marc-Antoine (2020) S. 227.
[27] Guzmán Manuel: Vortrag Introducción al cannabis medicinal (Einführung zum medizinischen Cannabis), Observatorio Español de Cannabis Medicinal, 15.1.2018, https://www.youtube.com/watch?v=di-GOBr4BF5Y&t=11s.

Medizinstudium wird das Wissen um das Endocannabinoidsystem weitgehend ausgespart.[28] In damit befassten medizinischen Kreisen in der Praxis herrscht große Zustimmung, dass die Pflanze ein außerordentliches therapeutisches Potenzial hat, wobei – auch von PatientInnen selbst - berichtet wird, dass für gewisse Pathologien auch das psychoaktive THC enthalten sein müsse. Ein Beispiel ist die Reduzierung der Nebenwirkungen bei Krebstherapien[29]. Mit den allseits erhältlichen CBD Ölen ist das therapeutische Spektrum der Pflanze nicht ausgeschöpft, synthetische Produkte haben nicht die gleich gute Wirkung, wie von mit Cannabis arbeitenden Ärzten berichtet und auch durch Studien untermauert wird. In Österreich herrscht große Zurückhaltung beim Einsatz von Cannabis. Im Gegensatz zu den im Rahmen dieser Forschungsarbeit als sehr umfangreich wahrgenommenen und gesichteten wissenschaftlichen Stellungnahmen und Studien, Erfahrungsberichten wird sogar vermittelt, dass Cannabis noch sehr wenig erforscht ist. THC-hältige Präparate sind in Österreich auf Krankenkassenkosten nur mit chefärztlicher

---

[28] Medcan, Medical Cannabis Verein Schweiz, Endocannabinoid System, https://www.medcan.ch/de/medizin/41-ecs.
[29] Vortrag Mechoulam (2017).

Genehmigung erhältlich. CDB Öle sind nicht als Arzneien zugelassen und daher auch durch die Sozialversicherung nicht kostenerstattungsfähig[30]. Im österreichischen Gesundheitssystem scheinen diese seit Jahrzehnten bestehenden Diskurse und Erfahrungen, die im spanisch- und im englischsprachigem Raum sehr präsent sind, noch nicht angekommen zu sein.

Das medizinische Cannabis nimmt innerhalb der alternativen und komplementären Therapieform eine Sonderstellung ein, da Cannabis erst im Dezember 2020 – nach 59 Jahren - von der Liste der gefährlichen Drogen der Vereinten Nationen gestrichen wurde[31]. Wenn ich hier vom medizinischen Cannabis schreibe, meine ich damit in Anlehnung an die vorigen Ausführungen die Pflanze mit dem Gesamtspektrum ihrer Wirkstoffe. Man spricht dabei vom

---

[30] Siehe dazu https://www.gesundheitskasse.at/cdscontent/?contentid=10007.848815&portal=oegksportal; Zu den Verschreibungsmöglichkeiten in Österreich siehe Blaas Kurt: Verschreibungsmöglichkeiten und Kostenerstattung in Österreich in Müller-Vahl Kirsten R., Franjo Grotenhermen (Hrsg.): Cannabis und Cannabinoide in der Medizin, Medizinisch wissenschaftliche Verlagsgesellschaft, Berlin (2020) S. 202-206.

[31] United Nations: Office on Drugs and Crime, CND Votes on Recommendations for Cannabis and Cannabis-Related Substances, 3.12.2020, https://www.unodc.org/unodc/en/frontpage/2020/December/cnd-votes-on-recommendations-for-cannabis-and-cannabis-related-substances.html.

Entourage Effekt, da das gesamte Spektrum der Pflanze mehrere Ziele im Körper erreichen und gleichzeitig mehrere Symptome verbessern kann[32].

Während für viele PatientInnen CBD die beste Wahl ist, erfahren andere – wie aus den Interviews und den Erfahrungsberichten der ÄrztInnen und Forschungen bekannt ist - Erleichterung und Leidreduzierung erst mit einem hohen THC Gehalt der Pflanze. Auffallend ist in vielen dieser Berichte, dass PatientInnen durch den psychoaktiven Stoff bei individuell angepasster Dosierung nicht in einen psychisch alterierten Zustand versetzt werden.

1.5   Die Fundación Daya ermächtigt PatientInnen

Die Fundación Daya, unter deren Patronanz Mamá Cultiva Chile hervorging, tritt mit der Gründerin, der ehemaligen Schauspielerin Ana María Gazmuri[33]

---

[32] Medical Cannabis Verein Schweiz:
https://www.medcan.ch/de/medizin/106-entourage-effekt.
[33] Im Dezember 2021 wurde Ana Maria Gazmuri aufgrund ihres Wechsels in die Politik als Leiterin durch Francisca Gaete, Ontologischer Coach und Organisationsberaterin als Leiterin der Fundación Daya abgelöst. Ana María Gazmuri setzt sich aber nach wie vor als Politikerin für die Fundación Daya und die AnwenderInnen von medizinischem Cannabis ein.

öffentlichkeitswirksam für die Rechte von PatientInnen auf Zugang zu medizinischem Cannabis und den Selbstanbau auf. Mamá Cultiva ist mittlerweile ein lateinamerikanisches Netzwerk mit eigenen Organisationen in den Ländern Argentinien, Paraguay, Peru, Columbien, Mexiko sowie Vernetzungen in Ecuador und anderen Ländern.

Schon im ersten Interview führte mich die seit fünf Jahren in der Fundación Daya tätige Ärztin Antonieta Valenzuela in ein neues medizinisches Paradigma ein. *„Cannabis hat diesen Vorteil, dass es eine Bewegung ist, die von den Patienten ausgehend zur Medizin hin erwacht, nicht umgekehrt. Ich muss die Heilung meiner Krankheit verstehen...und ich muss damit beginnen, wie ich mit dem, das mich heilt, in Beziehung stehe, zum Unterschied der Entpersonalisierung der Tablette. Es ist viel mehr. Cannabis steht in diesem Streit mit der westlichen Medizin, in der es zu einem Medikament gemacht werden soll"*. Ihre große Motivation, in der Fundación Daya zu arbeiten liegt darin, dass sie mehr als 15 Minuten Zeit für eine PatientIn hat, erzählt die Ärztin, *„30 oder 40 Minuten, ...und da ist die große persönliche Zufriedenheit, etwas verschreiben zu können, das chronischen Schmerzpatienten großes Wohlbefinden vermittelt. Wir verbessern nicht nur ein Symptom,* *sondern viele. Wir verändern die persönlichen Perspektiven zur Krankheit, die gesamte psychische-emotionale Situation.“* Chronischen Schmerzpatienten helfen zu können, ohne dass durch die Medikamente neue Krankheiten verursacht werden, gibt ihr eine große Zufriedenheit. Das Leid ihrer Großmutter, die an schwerer Arthrose litt, hat den größten Einfluss auf die Motivation für ihre Arbeit. *„Die Medikamente waren nie ausreichend, egal wie hoch die Dosis war und in welcher Kombination,“* schildert Antonieta. Ihre Großmutter hatte keinen Zugang zu Cannabis. Detailreich erinnert sie sich an eine Patientin mit schwerer Dysautonomie, eine Deregulierung des autonomen Nervensystems, die bei der geringsten Anstrengung wie starkem Husten oder dem Toilettengang kollabierte. *„Durch die Veränderungen durch die Cannabiseinnahme gelang es dieser Patientin wieder, ihre Sinne zu genießen“*, erzählt Antonieta bewegt. Sie erinnert sich mitreißend an die Worte ihrer Patientin: *„Jetzt kann ich fühlen! Ich sehe Farben! Ich schaue in meinen Hof, er hat Farben, die ich früher nicht sehen konnte! So benebelt war ich durch die Symptome und das Schlechtfühlen! Ich fühle die Haut, ich höre Geräusche, die ich früher nicht wahrgenommen habe!“* Diese Patientin war vollkommen fasziniert von den

Veränderungen, von ihren Empfindungen, die sie in den 20 Jahren davor nicht mehr in der Lage war, wahrzunehmen. *„Oder die Mütter von Kindern mit einer Autismus-Spektrum-Störung. Das sind die bewegendsten Situationen, dort, wo vorher die emotionale Verbindung eingeschränkt war oder bei extrem gestressten Kindern, oder Kinder mit Angststörungen, wenn Eltern sagen: Jetzt sieht mich das Kind an, es berührt mich, es kommt her und umarmt mich. "* Antonieta quillt über vor Freude in ihren Schilderungen darüber, wie sich Eltern fühlen, *„wenn die Liebe leichter vermittelt werden kann. Es gibt wenige Tabletten, die das können"*, resümierte sie über die Wirkungen von Cannabis.

Sie arbeitet mit vielen Kindern mit neurologischen Erkrankungen, mit Epilepsie, Krebs, mit vielen Menschen mit Erkrankungen, die chronische Schmerzen verursachen. Sie betreut PatientInnen, die ihre 5 bis 10 Medikamentensorten Schritt für Schritt absetzen konnten, viele Frauen mit Fibromyalgie.

Ihre Berichte von bewegenden Momenten, harten politischen Rückschlägen, Polizeieinsätzen und die Arbeit als Team erweckten in mir großes Interesse, sie auch als Ärztin im Rahmen des Heilungsprozesses meiner Tochter zu Rate zu ziehen. Bevor ich mit ihr einen Beratungstermin vereinbaren konnte, wurde ich – wie in der Institution üblich – eingeladen, eine Beratung mit einem Therapeuten in Anspruch zu nehmen. Nach einer raschen unkomplizierten Terminkoordination mit dem Büro der Fundación Daya stiegen meine Tochter und ich einige Tage später in einen Prozess des Lernens mit einem Informations- und Beratungsgespräch mit dem Therapeuten Sebastián Torres ein.

1.6 Eine Odysee zur Überwindung des täglichen Leidensweges hin zu neuer Lebensqualität

Das Gruppeninterview mit der Gründerin der Mamá Cultiva Bewegung Paulina Bobadilla und mehreren Müttern gab Einblicke in deren Lebensalltag, gemeinsame Werte, Erfahrungen und die Bedeutung der sorgenden Gemeinschaft für Menschen, die in ihrem täglichen Leid oft allein gelassen sind. Eine Welle des überschwänglichen Tatendrangs ließ sie meine Einladung an andere Frauen der Mamá Cultiva Bewegung weiterleiten. *„Nutze die Chance, wir kommen nur sehr selten so zusammen, dass wir so viele Frauen zugleich Zeit haben. Drück' einfach auf Aufnehmen"*, fordert sie von mir mehr Entschlossenheit ein, ein Gruppeninterview durchzuführen.

„Wie ich dir sage, es ist großartig. Uns ist es gelungen, die epileptischen Krisen um 90 Prozent zu reduzieren. Wir sind nicht so gesegnet wie Marinas Sohn, der seit Jahren ohne Krisen ist. Aber schon ein Anfall weniger im Leben deines Kindes ist signifikant. Wir sind zufrieden mit dieser Effizienz. Sicherlich werden dir alle hier sagen: es veränderte unser Leben, es veränderte das Leben unserer Kinder, unserer Leben als Familien. Die Krisen werden weniger, das familiäre Leben verbessert sich. Mit dem Cannabis haben wir außerdem diese Gruppe kennen gelernt, wir haben Freundinnen, wir tauschen Erfahrungen aus, wir haben ein Netz, alles Dinge, die wir früher nicht hatten. Als es kein Cannabis gab, gab es nur uns und uns, jetzt sind es wir gemeinsam.“ Alle lächeln zustimmend, nicken und artikulieren ein *Daumen hoch*. *„Es veränderte sich nicht nur die Gesundheit der Kinder, sondern auch unsere mentale und familiäre Gesundheit.“* So fasst Wanda ihre Lebensveränderung durch die Therapie mit medizinischem Cannabis für ihr Kind zusammen. Wie die meisten in der Gruppe haben sie alle Medikamente versucht, viele davon aus dem Ausland. Aufgrund einer genetischen Veränderung hat Gaspar eine refraktäre Epilepsie, *„alle Krisen, die du dir nur vorstellen kannst“*, hat er durchlebt.

„Ich war so verzweifelt, nicht helfen zu können, dass ich alle möglichen Labors anrief und ihn als Versuchskaninchen anbot", alles in der Hoffnung, dass es ein experimentelles Medikament gäbe, das helfen könnte. *„Und dann, in dieser Nacht des Suchens, fand ich das Wort Cannabis. So kam ich zu Paulina und Ana María"*. Nach zehn Tagen des Versuches mit Cannabis hatte er keine Anfälle mehr. Heute, fast acht Jahre später nimmt ihr Sohn nur noch Cannabis und ein weiters Medikament.

Auch Marina ist unendlich dankbar, hier (gemeint in der Gruppe) *eine Familie* gefunden zu haben. Auch ihr Kind Claudio bekam bereits bei der Geburt schwere Diagnosen begleitet von zerebralen Lähmungen und refraktärer Epilepsie mit der Prognose, dass der niemals sprechen werde, nicht einmal einfachste Anweisungen verstehen und niemals Kopf oder Rumpf werde kontrollieren können. Er bekam Medikamente in Höchstdosis ohne Resultat. Gerade als der Neurologe die Dosis erhöhen wollte, sah Marina eine Fernsehreportage mit Paulina und Ana María, in der sie die Geschichte Charlottes erzählten. *„Ich sagte: warum nicht mit einer Pflanze probieren. Es ist eine Alternative, sie kann nicht so viel Schaden anrichten, wie die Drogen* (gemeint Medikamente), *die er aktuell bekommt, die noch* *dazu gar nichts helfen. Die Anfälle hörten nicht unmittelbar auf, aber die Veränderungen waren evident. Die Anfälle waren nicht so schrecklich und stark, sie waren leichter und langsam nahmen sie ab. Heute leben wir seit vier Jahren ohne epileptische Anfälle, seit fast drei Jahren ist er ohne Medikamente. Das einzige Medikament, das er nimmt, ist Cannabis. Alles hat sich absolut verändert. Früher waren wir ein bis zwei Wochen monatlich im Krankenhaus. Wir können dank Cannabis das Leben genießen, die Fortschritte, die er Tag für Tag macht, es ist unglaublich. Jeder Tag ist eine Überraschung, jeden Tag lernt er etwas Neues. Es ist erfüllend, nicht nur für mich als Mutter, sondern für die ganze Familie."*

Analía erzählt, wie schwierig der Fall ihre Tochter Sandra ist. Mit doppelter Kortex hatte sie 50 bis 70 epileptische Anfälle pro Monat, die sehr schwer kontrollierbar waren. Sie nahm 15 verschiedene Medikamente, als sie sich im Haus von Ana María Gazmuri versammelten. Es sind wenige Medikamente, die sie reduzieren konnten. Aber es gelang, dass jenes, das sie *„wie ein Zombie"* sein ließ, absetzen konnten. *„Der Effekt von Cannabis war sehr, sehr groß"*, führt sie aus. *„Wir entschieden in der Familie. Niemals haben wir die Ärzte um ihre Meinung* gefragt. Wir haben ihnen die Entscheidung mitgeteilt. Ihre Anfälle haben sich auf die Hälfte reduziert. Wenn sie einen Anfall hat, gebe ich ihr einen Schwall, etwa 15 bis 20 Tropfen unter die Zunge und innerhalb von zwei Minuten kommt sie wieder zurück. Einmal wurden die Ärzte Zeugen. Wir mussten um Mitternacht ins Krankenhaus, weil Sandra über die Stiege stürzte. Ich war so verzweifelt, in vier Stunden konnten die Krankenschwestern, der Arzt den Anfall nicht in den Griff bekommen. Ich werfe mich mitten hinein, ich öffne ihr den Mund. Sie wollten sie in Koma versetzen, ich verbiete ihnen, dass sie mit ihr etwas machen. Mit Kraft gebe ich ihr das Cannabis. Sie waren alle verblüfft, weil sie innerhalb von zwei Minuten eine Reaktion sahen, Sandra wieder Verbindung aufnahm und sich beruhigte. …. Der Arzt war fasziniert. Sie überstellten sie in eine andere Klinik und alle Welt wusste schon, dass wir ihr Cannabis gaben. Am nächsten Tag kam eine Ärztin zu mir und sagte: es ist schon vox populi (Stimme des Volkes). In einer Klinik, in der das total verboten ist. Die Mehrheit der Ärzte ist gegen die Fundación. Es kommen ihnen die Patienten abhanden. Es ist wahr, es gibt die Möglichkeit, ein Kind mit Cannabis zu behandeln… Es gibt viele Zeugen in dieser Gruppe, alle sind extrem, alle („und *unterschiedlich,"* wirft Laura ein), *ich habe viele Mütter gesehen, unser Leben veränderte sich wahrhaftig."*

1.7 „Die Ärzte nehmen keinen Anteil am Schmerz. Die Mehrheit will klinische Studien."[34]

„Einer Mutter kannst du nicht sagen, dass sie vier Jahre auf klinische Studien warten soll. Unser Schmerz ist heute! Meiner Tochter kann es heute gut gehen, aber morgen kann sie sterben," erzählt Paulina Bobadilla in einem Vortrag in Spanien. *„Wir können nicht vier oder fünf Jahre warten, bis es vielleicht ein oder zwei Medikamente gibt. Wir glauben an die Pflanze in ihrer Gesamtheit. Cannabis hat uns unsere Würde zurückgeben."*

Mehrfach kam in der Forschungsarbeit zum Ausdruck, dass ÄrztInnen die Anwendung von medizinischem Cannabis ablehnen oder deren Wirksamkeit negieren mit der Begründung, dass wissenschaftliche Nachweise fehlen. *„Es gibt nicht eine einzige Studie, dass es wirkt, das ist lediglich Placebo, es ist für nichts,"* erklärte einer der Neurologen *King Davids* seiner Mutter, der ecuadorianischen Ärztin Karina Jouve. Sie glaubte ihm nicht, ihre

---

[34] Bobadilla Paulina: Vortrag Observatorio (2017).

Erfahrungen zeigten andere Ergebnisse. *„Wie soll man bei einem Kind sagen können, dass etwas Placebo wäre? Es hat doch gar nicht das Bewusstsein,"* analysiert sie die Aussage des Neurologen.

Ärzte stehen hier im Spannungsfeld einer Medizin, wie sie an der Universität gelehrt wird und davon abweichenden PatientInnenbedürfnissen. Die Definition von Wissenschaftlichkeit der herrschenden Medizin kann diesen Bedürfnissen offenbar nicht ausreichend gerecht werden. Evidenzbasierte Medizin beruht auf Ergebnissen randomisierter klinischer Studien und der ärztlichen Expertise. Wenn nun teure klinische Studien durchgeführt werden, so sind damit auch erhebliche finanzielle Interessen für die Geldgeber der Studien verbunden. Komplementärmedizinische oder andere therapeutische Methoden, die nicht im Interesse der Finanzierer solcher Studien stehen, werden daher von vornherein meist gar nicht in die Studiendesigns aufgenommen. Nun erfolgt aber anhand dieser Studien die Definition von Wissenschaftlichkeit, die vom Mainstream der Wissenschaftsgemeinschaft beherrscht wird. PatientInnenbedürfnisse und deren Individualität werden darin oft nicht ausreichend wahrgenommen. Der/die Arzt/Ärztin steht in der Behandlungssituation in einem Konfliktbereich der Anwendung einer Therapie aufgrund von so festgelegter *evidence* und der Entscheidung über Miteinbeziehung oder den Ausschluss von *experience*, also der Praxiserfahrung.[35]

Individuelle PatientInnenerfahrungen werden oft einfach in Abrede gestellt oder ignoriert. Das herrschende Medizinsystem ist monokulturell, also auf einer einzigen Kultur und Denkform basierend, ausgerichtet. Diese Monokultur des Wissens machte jede andere Wissensform illegitim und hebt dieses „andere" Wissen auf [36]. „*Man muss die Ärzte anlügen, damit sie sich nicht gegen die Therapien stellen*", stellt auch Pía, Benjamíns Mutter fest. Sie ist erschüttert darüber, dass gerade eine Mutter von einem öffentlichen Krankenhaus angezeigt wurde, weil sie ihrem Kind die Medikamente nicht gab, sondern Cannabis. Ihre eigenen Erfahrungen mit Cannabis für ihren Sohn sind positiv. „*Benjamín war wie in Verrückter in der Nacht,*

---

[35] Lackner Franz X.: Medizinethik und Komplementärmedizin, in Frass Michael, Krenner Lothar (Hrsg.): Integrative Medizin, Evidenzbasierte komplementärmedizinische Methoden, Berlin, Heidelberg, Springer (2019) 1101.

[36] Nuñez C., Hermosilla A., Sepulveda S., Riffo M., Martinez C.: Collective occupation as a means of overcoming Occupational Apartheid: the case of struggle for the right of health of the Mama Cultiva Grouping, Cad. Bras. Ter. Ocup., São Carlos, v. 27, n. 1, (2019), S. 6, https://doi.org/10.4322/2526-8910.ctoAO1786.

schrie, drehte sich, schlief nicht, hatte einen ganz komischen Blick. Vom Tag eins an, an dem ich ihm Cannabis gab, schlief er wieder."

„Es ist sehr bedauerlich zu sehen, wie die Labors mit den Ärzten zusammenspielen und unser Zeugnis einfach nicht beachten. Sie fahren auf Kongresse, greifen uns an, wollen uns überzeugen, dass alles schlecht wäre. Sie sind besorgt, eine Operation, einen Vagusnervstimulator[37] zu verkaufen. Mag sein, dass das der einen oder anderen Person hilft. Soweit ich verstehe, in dieser Gruppe, die wenigen, die das gemacht haben, hatten kein gutes Resultat. Sie beharren darauf und wollen uns überzeugen. Aber davon[38] reden sie nicht, immer reden sie gegen Cannabis... es macht wirklich traurig... Sie hören uns nicht zu und schauen nicht auf die Patienten. Die Wissenschaft und die Ärzte wollen uns nicht sehen. Sie hätten Zugang zu uns, wenn sie wollten. Wie jetzt die Neurologin Sandras, die an Universitäten in Chile und in Argentinien über die Geschichte meiner Tochter lehrt. Niemand hier in der Gruppe

---

[37] Es handelt sich dabei um ein neurologisches Therapieverfahren zur Vorbeugung epileptischer Anfälle, bei dem der linke Nervus Vagus elektrisch stimuliert wird. https://flexikon.doccheck.com/de/Vagus-nervstimulation.

[38] Gemeint von den Erfolgen mit Cannabis.

kann sagen, dass sein Kind Rückschritte gemacht hätte mit Cannabis. Nicht so mit den konventionellen Medikamenten, für die uns die Ärzte als Versuchskaninchen benutzen. Probieren wir das, wenn es nichts hilft, wechseln wir in drei Monaten auf ein teureres Medikament und du hast eine Million Pesos verbraucht. ... Es ist nicht verständlich, wenn Politiker an den Diskussionstischen sagen, dass es keine wissenschaftlichen Nachweise gibt. Es ist ein Trugschluss, wirklich. Das gibt uns zu verstehen, dass sie sich gar nicht interessieren für uns und unsere Kinder", führt Analía im Gruppeninterview enttäuscht aus.

Laura, Mutter eines Jungen namens Emilio, der laut Prognosen der Ärzte während der Schwangerschaft gar nicht lebensfähig hätte sein sollen und unzählige schwere Diagnosen erhielt, erzählt: *„Von seiner Neurologin wurde ich mit einer Anzeige bedroht, sollte ich fortfahren, ihm Cannabis zu geben. "* Sie hatte große Angst davor, die Arbeit zu verlieren, denn sie ist öffentliche Angestellte. *„Die hundert Krampfanfälle täglich reduzierten sich rasch auf 50. Von den 12 Tumoren im Herzen sind derzeit nur mehr zwei da. Alle seine Tumore im Kopf sind weiß geworden, sie sind da, aber er hat eine viel bessere Lebensqualität.*

Cannabis war ein Segen in meinem Leben. Emilio geht sogar zur Schule.“

Es sind schwerwiegende Vorwürfe an Ärzte und das Gesundheitssystem, die sich in zahlreichen Interviews und Aussagen sowie an Kritiken der aktuellen Medizin wiederfinden. PatientInnen, Angehörige und der Therapeut der Fundación Daya Sebastián berichten von angedrohten und erstatteten Anzeigen gegen PatientInnen und Eltern, die medizinisches Cannabis verwenden. Sebastián, der mit den PatientInnen die Erstgespräche führt, um ihnen allgemeine Informationen über die Cannabis-Therapien und zur Geschichte der Pflanze zu geben, erfährt von unzähligen solchen Geschichten wie diesen: *„Die Behandlungen vom Arzt verursachen viele Nebenwirkungen und das Problem wurde nicht wirklich behoben. Ein Freund empfahl mir Cannabis. Ich probierte, es wirkte großartig. Ich ließ die Medikamente weg. Als ich das dem Arzt erzählte, schimpfte er mich zusammen, drohte mit Anzeigen, es wäre gefährlich, es wäre illegal. Nun hat er mir Angst eingejagt für etwas, das mir gutgetan hat. Diese Art von Geschichten gibt es viele. Die Patienten fragen sich: muss ich den Arzt anlügen, damit ich weiter zu ihm gehen kann, wenn ich etwas brauche? Es ist schon paradox, dass du deinen*

Experten in Gesundheitsfragen anlügen musst", gibt Sebastián zu bedenken. *„Manchmal entsteht daraus eine wirklich traumatische Situation, manchmal nehmen die Menschen es aber auch mit Humor. "* Die Schmerzpatientin Agustina der Fundación Daya erzählt, dass sie nur einem Arzt erzählt habe, dass sie Cannabis nehme. *„Alle anderen vermittelten mir kein Vertrauen, "* erwähnte sie.

Dieses Negieren von individuellen Erfahrungen, noch wenn sie derart einschneidend positiv sind, stellt für PatientInnen eine schwere Verletzung ihrer Persönlichkeitsrechte und ihrer Würde dar. Der Arzt/die Ärztin zieht sich auf die Ebene einer vom Patienten losgelösten Wissenschaftlichkeit zurück. Nach der Erfahrung der Mutter und ecuadorianischen Ärztin Karina Jouve hat ein Arzt seinen Informationsmangel einfach damit überdeckt, dass er behauptete, dass es gar keine Infos gäbe. Für ÄrztInnen besteht hier die Gefahr, sich aufgrund eines Informationsmangels in den Bereich eines Machtmissbrauches zu begeben, in dem PatientInnenerfahrungen einfach in Abrede gestellt werden. Mit einer derartigen Haltung wird zum Ausdruck gebracht, dass die Ergebnisse von Studien, die noch dazu losgelöst von der Individualität des Patienten durchgeführt werden, besser und wertvoller seien, als unmittelbare Erfahrungen von Menschen. Ein derartiges Verhalten fällt in den Bereich einer Würdeverletzung im Sinne Artikel 1 der Allgemeinen Erklärung der Menschenrechte 1948, wonach alle Menschen frei und gleich an Würde und Rechten geboren sind. Es ist auch nicht mehr ersichtlich, inwieweit hier die medizinethischen Prinzipien der Fürsorge, der PatientInnenautonomie und des Nichtschadens[39] noch eingehalten werden. Als Argument könnte wieder der Rückzug auf eine einzig wahre Wissenschaftlichkeit vorstellbar sein.

Wissenschaftliche Paradigmen, die, wie noch unten unter dem Kapitel Integrative Medizin[40] dargelegt wird, teilweise widerlegt sind, werden über die Erfahrung von Menschen gestellt. Diese Konfliktlage befördert die PatientInnen in eine große Ohnmachtssituation. In der beforschten Gruppe der Betroffenen wird diese durch den wechselseitigen Beistand und die Unterstützung der beiden Organisationen Daya und Mamá Cultiva abgefedert. Es ist eine Ohnmachtssituation, die durch wissenschaftlichen

---

[39] Beauchamp Tom L., Childress James F.: Principles of Biomedical Ethics, 6. Auflage, Oxford University Press (2008).
[40] Kapitel 2.3.

Autoritarismus und bestehende Machtverhältnisse begründet wird.

Dass sich aber auch ÄrztInnen mehr Information und wissenschaftliche Forschung zur medizinischen Anwendung von Cannabis wünschen, zeigt eine jüngste Studie der Universidad Católica de Uruguay. Obwohl Uruguay mit der Regulierung des Cannabiskonsums zu Freizeitzwecken im Jahr 2013 weltweiter Pionier war, ist die Forschung und das Wissen um die medizinische Anwendung von Cannabis unter Ärzten noch sehr begrenzt. Die nationalen Politiken der Länder sind sehr unterschiedlich ausgerichtet, internationale Forschungsstandards sind nicht vorhanden. Auch in Uruguay hinkt die Politik mit der Förderung des Einsatzes von medizinischem Cannabis nach, obwohl es seitens der Bevölkerung einen großen Zuspruch zur Verwendung von Cannabis zu medizinischen Zwecken gibt. Im Jahr 2017 lag diese zustimmende Haltung in der Bevölkerung bereits bei 90%. In Umfragen beklagen PatientInnen, dass sie die Therapiealternative mit Cannabis mit ÄrztInnen nicht besprechen können. Ein Anteil von 85% der befragten ÄrztInnen gab an, schon von PatientInnen über Cannabis befragt worden zu sein, 50% davon empfahlen Cannabis. In dieser Studie zeigte sich, dass die ÄrztInnen ein zu geringes Wissen über die medizinische Anwendung von Cannabis beklagen und ein sehr hoher Anteil großes Interesse hat, mehr darüber zu lernen. Ein sehr großer Teil der befragten ÄrztInnen wünscht sich Kurse innerhalb der medizinischen Ausbildung und Informationen durch wissenschaftliche Beiträge. Mehr als 90% fänden es wichtig oder sehr wichtig, innerhalb der Ausbildung über das Endocannabinoidsystem zu erfahren.[41]

Dieser Konfliktbereich zwischen begrenzten Behandlungsmöglichkeiten aufgrund herrschender wissenschaftlicher Paradigmen und individuellen PatientInnenerfahrungen schafft Situationen, die für alle Beteiligten höchst unbefriedigend sind und Schäden verursachen können.

1.8 „Wir brauchen eine humanisierte Medizin!"

Vielfach hören die Betreuenden in der Fundación Daya und Betroffenen von Mamá Cultiva: *„Der Arzt hört mir nicht zu, er schaut mich nicht einmal an."* Die

---

[41] Queirolo Rosario, Sotto Belén, Álvarez Eliana: Cannabis medicinal en Uruguay: Estudio sobre la communidad médica y los desafíos persistentes (Medizinisches Cannabis in Uruguay: Studie über die Ärzteschaft und bestehende Herausforderungen), Universidad Católica de Uruguay, Juli 2021.

Schmerzpatientin Agustina erläutert eine der für sie erniedrigsten Situationen: *„Ich kam mit einer Magnetresonanz hin. Der Arzt schaute mir nicht einmal ins Gesicht, er schaute nur auf den Bildschirm und sagte, hier gibt es nichts zu machen, außer zu operieren. Wo wollen Sie die 10 Millionen Pesos hernehmen für die Operation?"*, schildert sie betroffen. *„Sie sind so kalt, es gibt nicht mehr diese Verbindung von früher mit einem Arzt."* Agustina wollte sich nicht operieren lassen. Sie beklagt, dass ihr keiner der Traumatologen gesagt hätte, dass eine Operation keine langfristige Lösung wäre. *„Sie wollen ja ihre Patienten behalten"*, ist sie überzeugt. In der Fundación Daya hat sie mit dem medizinischen Cannabis eine echte Alternative gefunden. *„Man schläft besser, ich bekam wieder viel mehr Lebensfreude. Die Tropfen wirken langsamer, aber sie schaden dem Magen nicht. Die Veränderung war großartig."*

„Der Patient ist kein Patient mehr, er ist ein Klient. Wenn der Patient sich heilt und es ihm besser geht, verlierst du den Klienten. Das ist das Problem der Ärzte. Sie wollen keinen Patienten verlieren, sondern ihn medikamentenabhängig halten, leider ist es so. Ich bin seit sieben Jahren zu keinem Arzt mehr gegangen," resümiert die

ecuadorianische Ärztin und Mutter Karina Jouve über ihre Erfahrungen mit ihrem Kind im konventionellen System. *„Wir brauchen eine humanisierte Medizin.“* spricht sie sich für einen Paradigmenwechsel in der Medizin aus. *„Wenn es dir gelingt, die Geschichte des Patienten anzu-hören, mehr Empathie und auf gleicher Höhe, Patient und Arzt als ein Team, das ist humanisierte Medizin. Die Medi-zin, die ich praktiziere, hat mir das Leben gelernt, es ist nicht die Medizin, die sie mir gelehrt haben,“* lenkt Karina eine kritische Anmerkung hin zur MedizinerInnenausbil-dung.

Auch der deutsche Medizinethiker Giovanni Maio kriti-siert den Einfluss von Ökonomisierung und den Zeitman-gel in der Ausbildung junger MedizinerInnen, der durch den Druck eines durchrationalisierten Kliniksystems ent-steht. Diese Umstände führen aufgrund eines vorstruktu-rierten Entscheidungsmanagements zum Verlust der Rück-sichtnahme. Der Arzt wird zu einem technokratischen Experten degradiert, der Organisationsabläufen zu entspre-chen habe. Durch die Ökonomisierung konvertierte der Heilberuf des Arztes zu einem Beruf der Anwendung stan-dardisierter Behandlungsschemata. Ärzte werden nach Maios Verständnis nicht dazu angeleitet, einfühlsam zu sein, sondern Menschen Gegenständen gleich aus einem bestimmten Blickwinkel zu betrachten, um zu raschen Entscheidungen zu gelangen. Er führt aus, dass auch schon vor dieser effizienzorientierten Ökonomisierung Ärzte in Schablonen dachten, anstatt den Menschen in seiner Gesamtheit wahrzunehmen, wobei diese Typisierung jedoch naturwissenschaftlich und nicht ökonomisch begründet war.[42]

Die technische Betrachtung des Körpers, die viele Erkenntnisse über das Funktionieren des Körpers und die großen Leistungen in der Intensivmedizin hervorbrachte, liegt bis heute dem Medizinstudium zugrunde. Diese Betrachtung des Körpers als eine Maschine ließ jedoch über die letzten zwei Jahrhunderte gleichzeitig eine von Marktprinzipien beherrschte Reparaturmedizin und nach diesem Paradigma organisierte Gesundheitseinrichtungen entstehen, die „die Betroffenen nach physiologischen Krankheitsmerkmalen, spezifischen Zielgruppen, Altersgruppen…" aufteilt. Die Folgen sind „Fragmentierung und

---

[42] Maio Giovanni: Heilen als Management, Zum Verlust einer Kultur der verstehenden Sorge in Zeiten der Ökonomie, Zeitschrift für Allgemeinmedizin Deutscher Ärzteverlag, ZFA 2011, 36; Maio Giovanni: Geschäftsmodell Gesundheit, Wie der Markt die Heilkunst abschafft, 3. Auflage, Suhrkamp, Berlin (2019) S. 54-62.

Desintegration von Kommunikationsprozessen[43]. Eine Reparaturmedizin, die die Bedürfnisse der Betroffenen und die Ganzheitlichkeit des Menschen aus den Augen verloren hat und abweichende Visionen von Gesundheit, Krankheit, Heilung und dem Tod diskriminiert, stellt eine auch erhebliche Gefahr der Beeinträchtigung der Arzt-PatientInnen Beziehung dar. Sie hat auch erhebliche Auswirkungen auf Autonomie und Empowerment in Gesundheitsfragen. Zusammenhängende Vorgänge innerhalb verschiedener Systeme des Körpers[44], die Wechselbeziehungen zwischen körperlicher, emotionaler, geistiger und spiritueller Gesundheit sowie soziale und politische Bedingungen für Gesundheit werden in diesem Paradigma weitgehend ausgeblendet.

An den Defiziten in der medizinischen Ausbildung setzt der uruguayische Intensivmediziner Humberto Correa mit dem von ihm entwickelten Programm zum Ärztlichen Humanismus im Medizinstudium an. Die

---

[43] Wegleitner Klaus: Nachhaltige regionale Selbstentwicklung von Palliative Care in der flüchtigen Moderne, Partizipative, transdisziplinäre Entwicklung von kommunalen Solidaritätsnetzwerken: eine reflexive Form von Network - Governance in der Gesundheitspolitik etablieren, Dissertation, Universität Wien (2012) S. 24f mit weiteren Literaturnachweisen.
[44] Näheres dazu im Kapitel Integrative Medizin 2.3.

ÄrztInnenausbildung des 20. Jahrhunderts hatte laut Correa keinen Platz für die Hoffnungen, Zweifel, Ängste, die Psyche, ihre Ausgeglichenheit und Wohlbefinden der ÄrztInnen. Sie wurden zu einem Typ unerschütterlicher, starker, falscher Superman ausgebildet, um wissenschaftliche Diagnosen zu erstellen. Der Mensch *Patient* oder *Arzt* blieben dabei unberücksichtigt. Erst im 21. Jahrhundert haben einige medizinische Ausbildungsprogramme unter anderem in Kanada und den USA Humanismus und Professionalität sowie Humanwissenschaften in medizinische Curricula aufgenommen. In den meisten Fällen blieb es aber laut Correa bei *Papier-Projekten*. In seinen Ausbildungsmodulen müssen die jungen ÄrztInnen speziell im Humanismus gebildet werden, um Empathie zu kultivieren. Aus diesem Grund hat Correa an der CLAEH Universität in Uruguay ein Ausbildungsprogramm, das in klinischen Settings umgesetzt wird, entwickelt. In Pflichtmodulen zum „Humanismo Médico", dem Ärztlichen Humanismus müssen junge Studierende im Medizinstudium ab dem ersten Studienjahr Übungen und Selbstreflexionen in der Arbeit mit

PatientInnen umsetzen. Sollten sie das nicht wollen, wäre ihre Berufung zum Arztberuf zu überdenken.[45]

1.9 ¡Somos mujeres empoderadas! - Wir sind ermächtigte Frauen!

1.9.1 Die Ermächtigungs-Strategien der Organisation Mamá Cultiva und der Fundación Daya

„Wir sind ermächtigte Frauen," ruft Paulina Bobadilla motiviert in die Runde unseres online Gruppentreffens mit mehreren Müttern der Mamá Cultiva Organisation Chile, deren Gründerin sie ist. Sofort wird spürbar, wie sehr der Zusammenhalt in der Gruppe den Familien hilft und sie stärkt, eigene Entscheidungen in Gesundheitsfragen zu treffen. In meiner Analyse der Interviews, der Internetmaterialien und der verschiedenen Aktivitäten der Organisationen Mamá Cultiva und der Fundación Daya sind nachfolgende Ermächtigungs/Empowerment Strategien besonders aufgefallen:

---

[45] Correa-Rivero Humberto: Humanization, the Antidote to Discontent and Frustration in Medicine, EC Anaesthesia 4.1 (2018), 18-21; näheres zum Ärztlichen Humanismus siehe Kapitel 2.2.

- Ermächtigung durch Bildung und Information
- Ermächtigung durch Beziehungsstärkung
- Ermächtigung durch Gemeinschaft
- Ermächtigung durch den Selbstanbau von Cannabis
- Ermächtigung durch politische Beteiligung und Systemkritik

1.9.2   Ermächtigung durch Bildung und Information

„Die Fundación vermittelt uns Wissen, mit den internationalen Kongressen, die hier in Chile stattgefunden haben. Sie gaben uns die Möglichkeit, kostenlos daran teilzunehmen und Wissen zu erwerben über diese Pflanze, uns zu ermächtigen, um uns vor jeden Politiker, Apotheken- oder Laborinhaber hinstellen zu können. Es ist eine große Hilfe und ein großer Fortschritt, es gibt einfach nichts mehr, als zu danken," resümiert Analía, eine der Mütter über die gebotenen Möglichkeiten.

Auf Wissens- und Informationsvermittlung war auch das mit meiner Tochter gemeinsam stattgefundene Beratungsgespräch mit dem Therapeuten Sebastián Torres ausgerichtet. PatientInnen und Interessierte kommen zuerst zu ihm, damit sie allgemeine Infos über die Cannabispflanze, den Verlauf der Therapien selbst und den Aktivitäten der Fundación erhalten. *„Cannabis wurde schon vor tausenden von Jahren in China und in Indien verwendet. Der israelische Neurologe Raphael Mechoulam entdeckte in den 1960er Jahren die THC Komponenten,"* erklärt er. *„Die Pflanze stärkt alle Systeme unseres Körpers. Auch unser eigenes Gehirn kann Endocannabinoide produzieren, wenn wir uns mindesten 40 Minuten lang wirklich gut fühlen. Dazu eine Omega-3 reiche Diät und die Cannabis Therapie,"* beschreibt er den Therapieansatz der Fundación. *„Rauchen ist nicht therapeutisch,"* vermittelt er weiter. Um den *„efecto vuelo"* (den *Flugeffekt*, gemeint der halluzinogene Effekt) zu vermeiden, ist eine Temperatur von weniger als 100 Grad Celsius bei der Gewinnung des Öles notwendig. Für die Herstellung des Öles, wie auch zum Anbau und der Pflege der Pflanze bietet die Fundación Daya eigene Workshops, die monatlich zu einem Preis von etwa 5 US-Dollar online stattfinden. Die Fülle der Informationen aus dem ersten Beratungsgespräch ist in einem übersichtlich gestalteten Dokument zusammengefasst, welches wir nach dem Gespräch erhalten haben. Darin befinden sich auch rechtliche Informationen und eine

Verhaltensorientierung im Falle eines Polizeieinsatzes. In Chile ist der private Besitz von Cannabispflanzen ausschließlich für den zeitlich naheliegenden persönlichen Konsum und für medizinische Zwecke von der Bestrafung ausgenommen[46]. Unter den persönlichen Konsum fallen auch der Freizeitkonsum und der Konsum für spirituelle und rituelle Zwecke[47].

Nach diesem ersten Beratungsgespräch bin ich von einem Ermächtigungsimpuls erfasst und erstaunt, wie niederschwellig, verständlich, kostengünstig, mit Herzenswärme und gleichzeitiger Sorgfalt für das Wohlergehen dieses Wissen vermittelt wird. Vier Tage später nehme ich schon am Kurs zur Herstellung von medizinischen Präparaten auf Cannabisbasis teil. In diesem Kurs werden einfache Verfahren zur Gewinnung des Harzes und der Herstellung von Ölen und Salben, die ebenfalls zur Schmerzlinderung verwendet werden, vermittelt. Ziel des Kurses ist es, *Wege der Linderung von Leid und zur Förderung der Liebe* zu öffnen. Begleitet von Sicherheitshinweisen und Tipps für die praktische Anwendung erklärt die

---

[46] Ley 20.000, Gesetz 20.000.
[47] Informationsblatt der Fundación Daya „Autocultivo" (Selbstanbau) 2021.

Kursleiterin ebenfalls, dass die Temperatur bei der Herstellung entscheidend ist, ob das THC psychoaktiv ist oder nicht. Für gewisse Pathologien - wie bei Epilepsie und Krebs - sei jedoch gerade die Psychoaktivität des THC erwünscht, während sie bei anderen nicht erforderlich oder erwünscht wäre, schildert die Kursleiterin. Immer wieder werden wir auf die Notwendigkeit einer genauen Diagnose und der Begleitung durch eine/n darin erfahrene/n Ärztin/ Arzt verwiesen.[48]

Meine Rolle als Forscherin und Betroffene vermischt sich auch im nachfolgenden Beratungsgespräch mit der bereits interviewten Ärztin Antonieta Valenzuela. Tochter Diana schildert ihren Umgang mit einem von onkologischen Behandlungen als Nebenwirkung hinterbliebenen Problem. Ruhe und Offenheit für die persönliche Perspektive prägen das etwa 40-minütige Gespräch. Im nachfolgenden E-Mail erhalten wir von der Ärztin die Zusammenfassung des Therapievorschlages und eine Reihe praktischer Tipps.

---

[48] Onlineworkshop „Taller de Preparados Medicinales en Base a Cannabis" (Workshop Medizinische Präparate auf Basis von Cannabis) vom 19.1.2021, Workshopunterlage „Taller de extracción y preparados Medicinales en base a Cannabis" (Workshop Extraktion und Präparate auf Basis von Cannabis), Fundación Daya (2021).

In einem zweiteiligen online Workshop zum Thema „Einführung zur Anpflanzung von medizinischem Cannabis" geht es um Grundsatzfragen der Auswahl, des Kaufes und der Aufzucht der Pflanze. Immer begleiten praktische Tipps für die Sicherheit der Betroffenen die Einheiten, um Gefahren des Betruges beim Kauf oder der Gefahr von Diebstählen entgegenzuwirken. *„Die Pflanze mit künstlichen, bunten Blumen zu schmücken hilft, um potenzielle Räuber nicht auf die Pflanze aufmerksam zu machen,"* gibt der Workshopleiter den Tipp einer Patientin der Fundación an die Gruppe weiter.[49]

Wesentlich ist auch die Weitergabe von juristischen Informationen. Die PatientInnen werden in den Beratungsgesprächen mit schriftlichen Infoblättern über ihre Rechte informiert und auch darüber, welche Dokumente sie für den Fall eines Polizeieinsatzes bereithalten müssen. Es gibt eine eigene Hotline, unter der die PatientInnen um Hilfe rufen können, wenn die Polizei in ihre Wohnung kommen sollte. *„Mit der Information, dass das Gesetz den Anbau für medizinische Zwecke ermöglicht, atmen die Menschen*

---

[49] Onlineworkshop „Curso Introductorio al Cultivo de Cannabis Medicinal" (Einführungskurs zum Anbau von medizinischem Cannabis) vom 20./27.3.2021, Workshopunterlage, Fundación Daya (2021).

auf. Damit ermächtigen wir sie wirklich," schildert der Therapeut Sebastián im Interview. *„Die Gesundheit ist in deinen Händen, du hängst nicht von Menschen ab, die viel mehr wissen als du, auch nicht von einem System, das teuer ist. Du hast deine Möglichkeiten, etwas für dein Wohlbefinden zu tun. Das ist auch Politik und Bildung,"* erklärt Sebastián.

1.9.3   Ermächtigung durch Beziehungsstärkung

Spürbar in allen Aktivitäten ist der Ansatz, die Beziehungen auf vielfältigsten Ebenen zu stärken. Das Sanskrit Wort Daya bedeutet mitfühlende Liebe. Es ist die Fähigkeit, sich in die Lage des anderen versetzen zu können, welche das eigene Handeln bestimmen soll. *„Das Leid der Mitmenschen soll uns nicht mehr gleichgültig sein,"* erklärt Ana María Gazmuri immer wieder. Der Ansatz der *mitfühlenden Liebe* und der Beziehungsstärkung ist auch in der ärztlichen Beratung spürbar. Ein wesentlicher Aspekt in dieser ist die Beziehungsstärkung der PatientInnen zu sich selbst.

Die multimorbide Daya Schmerz-Patientin Agustina beschreibt in unserem Interview: *„Nun musst du beginnen,* *an dich selbst zu denken, beginnen, Dinge zu machen, die dir guttun, sagte mir der Arzt. Das hat mich sehr motiviert, ich begann Dinge zu machen, die mir wirklich gefallen. Ich mag Pflanzen und mir gefällt das Malen."*

In verschiedenen Workshops werden Entspannungstechniken, Meditationen und Techniken wie Qi Gong vermittelt, die den Menschen ebenfalls helfen sollen, die Selbstsorge zu verbessern.[50] Im E-Mail, das ich für meine Tochter im Anschluss an unsere ärztliche Beratung bekommen habe, fand sich ebenfalls ein Youtube-Link für abendliche Entspannungsmusik.

Ärztin Antonieta erzählte mir im Interview, dass sie mit den PatientInnen immer über deren Selbstwahrnehmung spricht. *„Welche Beziehung haben sie zu sich selbst? Wie sieht ihre Selbstfürsorge und ihre Selbstwahrnehmung in Bezug auf ihre Krankheit aus? Gerade bei Schmerzpatienten ist das eine wichtige Komponente,"* erklärte sie. *„Setzen sie sich einer Situation aus, die Schmerzen verursacht? Patienten können lernen, bewusste Entscheidungen zu treffen und eine viel bessere Beziehung zu sich selbst*

---

[50] https://www.facebook.com/fundaciondaya/ , https://www.instagram.com/p/CXyJeQcsrRV/ , https://twitter.com/fundaciondaya/status/1264217038127415296?lang=ca mit laufenden Ankündigungen zu diesen Aktivitäten.

aufzubauen. Das ist ein sehr wichtiger Teil für Verbesse-rungen," erzählt Antonieta aus ihren Erfahrungen als Ärztin. *„Weiters arbeitet die Fundación mit komplementären Methoden wie Bachblüten, Pflanzenmedizin und Aromatherapie, alles Therapieformen, die die Erfolge der Behandlungen noch verbessern,"* erklärt Antonieta.

Die Ebene der Beziehungsstärkung beschränkt sich jedoch nicht nur auf die Selbstsorge, sie umfasst auch die gemeinschaftliche Komponente und den Beziehungsaufbau zur Cannabispflanze.[51]

1.9.4   Ermächtigung durch Gemeinschaft

„Es gibt keinen Preis, Mütter gefunden zu haben, die Kinder mit ähnlichen Erkrankungen haben, es wäre sehr anders, allein gehen zu müssen. Es ist wie eine Familie, aus dem Schmerz heraus, wir stehen einander bei, wenn sich jemand einschließt, öffnet dir eine Kollegin den Weg wieder…nur das alleine hat keinen Preis. Wir haben einen gemeinsamen Nenner: die Lebensqualität unserer Kinder zu verbessern, und eine Lebensqualität, wie wir sie als

---

[51] Siehe Kapitel 2.1.3.

Familie verdienen. Das ist Mamá Cultiva: Aufmerksamkeit, Hilfe, Aufzeigen, dass es einen Ausweg gibt. Das nicht alles verloren ist, es lohnt sich, es zu versuchen," schildert Pía, eine der Mütter. Analía setzt fort: *„Diese Gruppe lehrt uns, bessere Menschen zu sein, solidarischer, sie lehrt uns, am Schmerz teilzuhaben, denn unsere Erfahrungen sind extrem. Unsere Treffen sind so bereichernd. Wir lernen einander kennen, erzählen einander unsere Geschichten. Die Gemeinschaft und die Fundación gab uns die Möglichkeit, Gesundheit und Hoffnung für unsere Kinder zu finden. Wir haben Ruhe und Wissen gewonnen. Wir gehen gemeinsam in das Parlament, um zu kämpfen. Denn wenn jemand ein krankes Kind hat, schließt einen die Gesellschaft aus. Niemand will sich einmischen, wenn dein Kind einen Anfall hat. Niemand will die Verantwortung übernehmen, sie laden dein Kind zu keinem Geburtstag ein. Es ist sehr traurig, wir danken dieser Familie und der Fundación."* schließt Analía im Gruppeninterview. Marina schließt sich an: *„Ich bin einfach nur dankbar, zu dieser Gruppe gekommen zu sein. Wir haben uns sehr allein gelassen gefühlt. Der Freundeskreis, die Gesellschaft isoliert dich. Hier haben wir eine Familie gefunden. Wir sind nicht die Blutsfamilie, aber uns eint der Schmerz, die Stärke und die Lust,* *die Lebensqualität unserer Kinder zu verbessern. Es ist einfach nur 1000-fach zu danken, Paulina zu danken für das Anführen und den permanenten Einsatz, das auch weiterhin sichtbar zu machen. Cannabis als eine großartige Alternative für die Lebensqualität unserer Kinder.“*

Dieses nicht geplante Gruppeninterview macht ganz besonders den Empowerment Aspekt durch die Gemeinschaft sichtbar. Paulina Bobadilla, an die die zoom Einladung gerichtet war, hat diese so verstanden, als wäre sie an die gesamte Gruppe gerichtet gewesen. Dieses „Missverständnis" macht den Gemeinschaftssinn der Bewegung richtig sichtbar. Der Tenor, durch dieses Wissen und den Rückhalt von anderen Familien eine bessere Lebensqualität gefunden zu haben und sich durch diese Gemeinschaft auch mit Machtstrukturen im Gesundheitswesen konfrontieren zu können, gehört zu den wichtigsten Botschaften und Erkenntnissen aus diesem Forschungsvorhaben. Der wechselseitige Austausch der moralischen Dilemmata der sorgenden Personen, das Zuhören und das Wissen, nicht allein zu sein, wirkt als ein transformierender Motor für eine Verbesserung der Lebensqualität und für ein im wahrsten Sinne des Wortes neues Leben für viele Mitglieder der Bewegung. Das Wissen, das aus den

Sorgebeziehungen generiert wird, wird anderen Familien zur Verfügung gestellt, um diese wiederum zu ermächtigen, um neue Wege für eine Verbesserung der Lebensqualität und Gesundheit zu finden. Diese Gemeinschaft begann sich von Chile ausgehend über die Ländergrenzen auf andere lateinamerikanische Länder auszudehnen. Durch die Zusammenarbeit mit der spanischen Wissenschaftscommunity, dem Spanischen Observatorium für medizinisches Cannabis[52] wird diese Kraft der Ermächtigung und Gemeinschaft nochmals verstärkt.

1.9.5 Ermächtigung durch den Selbstanabau von Cannabis

Die Mamá Cultiva Organisation verfolgt im wesentlichen drei Strategien des Zugangs zur Medizin: dazu gehören der Selbstanbau, der gemeinschaftliche Anbau und der Zugang zu Cannabisprodukten in der Apotheke zu niedrigen Preisen.

Mehrfach wurde der Beziehungsaspekt zur Pflanze selbst als Teil von Gesundheit und Ermächtigung erwähnt. *„Cannabis ist nicht ein Pharmazeutikum mehr, wie es die*

---

[52] Observatorio Español de Cannabis Medicinal www.oedcm.com.

okzidentale Wissenschaft zu vermarkten versucht. Du musst dich um eine Pflanze kümmern und fragen: in welcher Beziehung stehe ich zu dem, was mich heilt? Ich muss mein Medikament für meine Krankheit verstehen, es ist eine traditionelle Form (wörtlich: „ancestral"), *eine Krankheit zu behandeln,"* erklärt die Ärztin Antonieta, die seit fünf Jahren in der Organisation Daya arbeitet. „*Mit der Cannabis Therapie lindern wir nicht nur ein Symptom, sondern verschiedene. Wir schauen auch darauf, wie sich die Person mit ihrer eigenen emotionalen Situation verbindet, es verbessert sich die gesamte Lebensqualität. Der Patient muss verstehen: ich bin Teil der Lösung, ich muss auch Verantwortung übernehmen."*

Empowerment in diesem Sinne bedeutet also auch Übernahme von Eigenverantwortung. Empowerment und individuelle Behandlung kann nur funktionieren, wenn der/die PatientIn ihr Problem nicht vollständig an andere abgibt und erwartet, dass der/die ÄrztIn alles weiß und löst.

Patientin Agustina schildert: „*Du selbst pflanzt dein eigenes Medikament. Du machst es mit viel Liebe, es ist eine so schöne Aufgabe. Du weißt, es ist für dich. Du machst es mit viel Liebe, damit es dir besser geht. Es ist eine schöne Zeitspanne, vom Keimen an bis zu dem Zeitpunkt, in dem die Pflanze fertig ist, um das Öl herzustellen. Das ist Heilung. Mit dem Cannabis merkst du auch, dass es noch viel mehr gibt, nicht nur die Krankheit.* " Sie ist sich sicher, dass sich für viele PatientInnen und für alte Menschen die Lebensqualität verbessern würde, wenn sie Cannabis pflanzen könnten. Sie erzählt von älteren, depressiven Menschen im Bekanntenkreis, die von ihren Enkeln Cannabis bekamen. *„Sie begannen, mit ihrem Umfeld wieder zu kommunizieren und sich viel besser zu fühlen. Sie begannen, schöne Dinge um sich herum wieder wahrzunehmen,"* erzählt sie.

Karina Jouve, die ecuadorianische Ärztin und Mutter von David ist überzeugt, dass der Selbstanbau die Basis für medizinisches Cannabis ist. *„Es ist günstig und hat viele Vorteile. Wenn du das Öl kaufst, weißt du nicht, was du bekommst. Wir haben Öle untersucht. Eines hatte sogar Anteile von Fäkalien. Man weiß, was man essen wird, man macht die Medizin für das Kind selbst. Die Pflege der Pflanze lässt so manche auch die Krankheit vergessen!"* Als Ärztin schenkt sie ihren PatientInnen Cannabis-Samen und sagt: *„Los geht´s, kauft schwarze Erde zum Pflanzen!"* Karina erzählt von einem Patienten, der ein Problem mit den Knochen hatte. *„Er vergaß seine Probleme, weil er die*

Pflanze pflegen musste. Du musst sie pflegen, das nimmt dir die Gedanken, dass du krank bist. Nicht nur denken: ich bin krank, ich bin krank. Du musst der Pflanze dienen, damit sie deinem Körper dient. Die Beziehung Pflanze – Mensch ist sehr schön und funktioniert über das Endocannabinoidsystem (Anm.: in unserem Körper). *Dieses Zusammenwirken ist sehr schön. "*

1.9.6   Ermächtigung durch politische Beteiligung und Systemkritik

Karina Jouve bekam für den Selbstanbau eine Genehmigung von höchster politischer Ebene, obwohl es in Ecuador dazu keine klare gesetzliche Grundlage gibt. *„Als ich mich vor Jahren begann, mit Cannabis zu beschäftigen, gingen wir einmal in ein Restaurant in Quito essen. Hinter uns saß Präsident Rafael Correa. Ich sagte zu meinem Mann: Gib mir eine Visitenkarte. Ich schrieb auf die Karte: Herr Präsident, entschuldigen Sie die Störung. Mein Sohn braucht Cannabis, um zu leben. Ich brauche eine Autorisierung zum Anpflanzen. "* Sie ging zum Tisch, an dem der Präsident saß und legte ihm die Karte hin. Wenige Zeit später kam er zum Tisch und fragte – auf David deutend: *„ 'Ist es* er?´Ja, antwortete ich. ´Aber Sie können doch ansähen.´Ich sagte nein, es gibt keine Bewilligung. ´Machen Sie sich keine Sorgen, ich mache alles, damit Sie eine Bewilligung bekommen.´Und tatsächlich, am Montag bekam ich den Anruf von der Präsidentschaftskanzlei. Ich ging hin und bekam die Bewilligung. Ich glaube, ich habe sein Herz bewegt. Es war unglaublich, ich hatte die Wege offen, um alles zu bekommen, was mein Sohn brauchte. So hatte ich nie wirklich Kritik.“ Nach dem politischen Wechsel in Ecuador im Jahr 2021 schrieb Karina einen Brief mit demselben Anliegen an den neuen Präsidenten, der jedoch nicht beantwortet wurde.

Dieses Erlebnis zeigt, welchen Einfluss die Haltung der Politik auf die Lebensqualität und Gesundheit der Menschen hat. Die Mamá Cultiva Länderorganisationen machen sich auf politischer Ebene für Veränderungen stark. Der politische Aspekt von Pflegearbeit wird von Mamá Cultiva Argentinien stark an die Öffentlichkeit getragen. Häufig werden Protestkundgebungen organisiert, weiters Präsentationen in den Abgeordnetenkammern durchgeführt, um eine sichere Gesetzeslage für den Selbstanbau zu medizinischen Zwecken zu erreichen. In Peru und Argentinien wurden mittlerweile bereits Gesetzesänderungen zugunsten der Verwendung von medizinischem Cannabis und des Selbstanbaus unter Mitwirkung von Mamá Cultiva erreicht.[53]

In vielen Ländern bleibt der Selbstanbau jedoch verboten. Er ist aufgrund der Stigmatisierung und Kriminalisierung nur unter schwierigsten Bedingungen möglich. Währenddessen setzen sich die beiden Gründerinnen von Mamá Cultiva Paulina Bobadilla und der Fundación Daya Ana María Gazmuri als Politikerinnen für soziale Anliegen und die Demokratisierung der Gesundheit ein. Paulina wurde im Mai 2021 zur Bürgermeisterin ihrer Gemeinde

---

[53] Mamá Cultiva Argentina (mamacultivaargentina.org), https://www.facebook.com/MamaCultivaPeru/; Plantate: Mamá Cultiva y la organización que logró la legalización del cannabis medicinal (Pflanz dich: Mamá Cultiva und die Organisation, die die Legalisierung von medizinischem Cannabis erreichte), https://lavaca.org/notas/plantate-mama-cultiva-y-la-organizacion-que-logro-la-legalizacion-del-cannabis-medicinal/, 12.11.2020; Mamá Cultiva solicitó apoyo para lograr acceso a cannabis medicinal, https://www.lanacion.com.py/pais/2021/05/31/mama-cultiva-solicito-apoyo-para-lograr-acceso-a-cannabis-medicinal/, 31.5.2021.

Quilicura gewählt[54], Ana María im November 2021 zur Kongressabgeordneten des Distriktes 12 in Chile[55].

1.9.7   Ermächtigung / Empowerment in der Theorie

Der Begriff Empowerment hat sich seit den 1970-er Jahren aus dem angelsächsischen Raum heraus entwickelt. Empowerment gilt als ein cross-disziplinäres Konzept. Es handelt sich um einen häufig verwendeten Begriff in zahlreichen Disziplinen wie der Psychologie, der Soziologie, Ökonomie, der Sozialarbeit, der politischen Theorie, der Bildung und der Frauenarbeit[56].

[54] http://paulinabobadilla.cl/; La fundadora de Mamá Cultiva será alcaldesa de una comuna de Santiago, https://www.nodal.am/2021/05/la-fundadora-de-mama-cultiva-sera-alcaldesa-de-una-comuna-de-santiago/, 28.5.2021.

[55] Actriz Ana María Gazmuri logró obtener su cupo en la Cámara de Diputados (Schauspielerin Ana María Gazmuri gelang es, ihren Platz in der Abgeordnetenkammer zu erlangen) https://www.meganoticias.cl/elecciones-chile/358969-como-le-fue-a-ana-maria-gazmuri-resultados-elecciones-parlamentarias-chile-21-11-2021.html, 21.11.2021; https://anamaria-gazmuri.cl/.

[56] Mann Hur Hyung: Empowerment in terms of theoretical perspectives: exploring a typology of the process and components across disciplines; Journal of community psychology, Vol. 34, 5, 523–540, Wiley InterScience (www.interscience.wiley.com) (2006), DOI: 10.1002/jcop.20113.

Der Freiheitsgedanke der Menschenrechte liefert die Grundlage für Empowerment-Bewegungen[57]. Unter Berufung auf die Menschenrechte forderten Gruppen wie Homosexuelle, Frauen oder afroamerikanische Gemeinden Gleichbehandlung. Feministische Bewegungen formierten sich, um Widerstand zu leisten und politisch mobil zu machen. In Lateinamerika wird der Begriff in erster Linie mit der Aktivität sozialer und politischer Gruppen in Verbindung gebracht, die sich gegen Unterdrückung auflehnen und Gleichbehandlung einfordern. Unter dieser Perspektive stützen sich die Empowerment Bewegungen konzeptuell auf die Pädagogik der Unterdrückten des brasilianischen Philosophen und Pädagogen Paolo Freire[58] sowie die kritischen Sozialwissenschaften. Für Freire ist die kritische Reflexion von Machtstrukturen Voraussetzung für ein waches Bewusstsein, um eine transformierende Handlung vornehmen zu können.

Der Begriff wurde in der Folge verstärkt in internationalen Erklärungen für die Förderung der Rechte von Frauen,

---

[57] Bergemann Lutz, Frewer Andreas: Menschenrechte und Vulnerabilität in der Medizin, in dies. (Hrsg.): Autonomie und Vulnerabilität in der Medizin, Menschenrechte – Ethik - Empowerment, Transcript, Bielefeld (2018), S. 9ff.
[58] Pedagogy of the oppressed, 30th anniversary edition (2005).

Jugendlichen, marginalisierten Gruppen sowie in Gesundheitsfragen verwendet. Er dient auch als Leitfaden für wissenschaftliches Arbeiten in der Gemeindepsychologie. Auch wenn in spanischsprachigen Diskursen aufgrund verschiedener Kritiken am Anglizismus andere Begriffe gesucht wurden, so trifft doch der Begriff empoderamiento (span.)/empowerment die Aktionen am nächsten, geht es doch um eine „Steuerung von Macht von innen heraus". Es handelt sich dabei um das Verstehen und Kontrollieren von persönlichen, politischen, sozialen und ökonomischen Kräften, um Entscheidungen für ein besseres Leben treffen zu können. Umgesetzt wird dieses Empowermentkonzept durch demokratische Partizipation am Gemeinschaftsleben. Diese Strömung stützt sich auf ein gemeinschaftliches Konzept, die die politische Dimension und die Machtverteilung kritisch hinterfragt.[59] Die kolumbianische Soziologin Magdalena De Leon definiert empoderamiento / empowerment als einen Prozess, eine Aktion, sich mächtig zu machen und stützt sich dabei auf Autoren wie Michel Foucault, Antonio Gramsci und Paulo Freire. Die US-

---

[59] Rodriguez Beltrán Mar: Empoderamiento y promoción de la Salud (Empowerment und Gesundheitsförderung), Red de Salud 14 (2009) 20-31.

amerikanische vergleichende Pädagogin Nelly Stromquist definiert „Empowerment als einen Prozess der Veränderung der Machtverteilung, sowohl in persönlichen Beziehungen also auch in gesellschaftlichen Institutionen". In Bezug auf die Ermächtigung von Frauen fordert die US-amerikanische Soziologin Margret Schuler, dass Frauen neben der Kenntnis über rechtliche Möglichkeiten die sozialen, politischen, kulturellen und psychologischen Komponenten ihrer Unterdrückung verstehen müssen, um effizient transformierend agieren zu können.[60]

Für Gesundheitsfragen gibt es auf internationaler Ebene ausformulierte Empowerment-Strategien, die jedoch Machtverhältnisse wenig in Frage stellen.

1.9.8 Empowerment und Gesundheit: Internationale Perspektiven, Alma Ata und Ottawa Charta der WHO

Im Rahmen des im deutschen Sprachraum im Zusammenhang mit Gesundheit, Menschenrechten und

---

[60] Denman Catalina, Aranda Patricia, Cornejo Elsa: Buchbesprechung: Magdalena de León, Poder y empoderamiento de las mujeres (Macht und Ermächtigung von Frauen), Bogotá (1997), mit weiteren Literaturnachweisen.

Empowerment noch relativ jungen Diskurses definiert Martin Huth[61] alle Praktiken zur Herstellung von Selbstbestimmung in Gesundheitsfragen. Ein Fokus wird dabei auf vulnerable Gruppen gelegt, die in Würde ihre Autonomie ausüben sollen. Sie ist darauf ausgerichtet, ihre Verletzlichkeit so weit wie möglich zu überwinden und strukturelle Risiken zu minimieren[62]. Dabei bezieht sich Huth auf die Ottawa Charta 1986 der Weltgesundheitsorganisation, die „Gesundheitsförderung als einen Prozess, allen Menschen ein höheres Maß an Selbstbestimmung über ihre Lebensumstände und Umwelt zu ermöglichen und sie damit zur Stärkung ihrer Gesundheit zu befähigen," beschreibt. Die Ottawa Charta zielt darauf ab, unterschiedliche Gesundheitsstatus auszugleichen und den Menschen die gleichen Möglichkeiten und Ressourcen zu sichern, damit sie ihr volles Gesundheitspotenzial erreichen können. Eine der Handlungsstrategien liegt in der Ermächtigung / dem

---

[61] Huth Martin: Empowerment, soziale Bewegungen und das Recht auf Gesundheit, Blickwechsel von der Autonomie zur Partizipation, in Bergemann Lutz, Frewer Andreas (Hrsg.): Autonomie und Vulnerabilität in der Medizin, Menschenrechte – Ethik – Empowerment, Transcript, Bielefeld (2018) S. 39ff.

[62] Bielefeldt Heiner: Vulnerabilität als Menschenrechtsthema, in Bergemann Lutz, Frewer Andreas (Hrsg.): Autonomie und Vulnerabilität in der Medizin, Menschenrechte – Ethik – Empowerment, Transcript, Bielefeld (2018) 21.

Empowerment der Menschen durch Stärkung gemeinschaftlicher Aktionen und der Entwicklung persönlicher Fähigkeiten. Die Verantwortung für die Umsetzung der Ziele treffen dabei Staaten, Institutionen aber auch Wirtschaftsunternehmen, Nichtregierungsorganisationen, soziale Bewegungen und die Betroffenen selbst. Huth bezieht sich in seinen Ausführungen auf den Empowerment-Begriff in der psychosozialen Praxis und meint damit Praktiken, die auf die Wiederherstellung von Selbstbestimmung und Lebensautonomie abzielen. Empowerment steht dabei für einen Paradigmenwechsel von einer Verpflichtung zur Fürsorge und Unterstützung hin zu einem Ermöglichen. Da es keine allgemeinen Techniken zur Umsetzung von Empowerment geben kann, schlägt die WHO Eckpunkte dafür vor, wie etwa die Verfügbarmachung von Informationen, die Förderung kritischen Bewusstseins und die Förderung von Gemeinschaft und Sensibilisierung für deren Bedürfnisse[63]. Die Umsetzung kann an Zielgruppen oder Inhalten orientiert und daher vielfältig gestaltet werden. Partizipation ist eines der vielen Mosaiksteine auf dem Weg zu Empowerment. Die WHO stellt in dieser Analyse aus 2006

---

[63] WHO 2006: What is the evidence on effectiveness of empowerment to improve health? Feber 2006.

auch klar, dass Empowerment eine Strategie ist, die „herrschende Strukturen und Überzeugungen herausfordert". Huth[64] schließt hier an, dass sich damit die Frage nach dem Grad an Autorität und potenzieller Gewalttätigkeiten herrschender Eliten und Strukturen verbindet. Empowerment-Bewegungen könnten laut Huth in ihrer Intention durch mögliche Unterdrückungshandlungen behindert werden, führt dazu aber für den Gesundheitsbereich kein Beispiel an.

Für den deutschsprachigen Raum wäre jedenfalls ein stärkeres Infragestellen des herrschenden medizinischen Paradigmas und der Machtverhältnisse in der Medizin und im Gesundheitswesen wünschenswert. Denn genau im Punkt des Infragestellens von Machtstrukturen setzen Empowerment-Bewegungen auf Basis der kritischen Sozialwissenschaften und der Pädagogik der Unterdrückten an. Neben dem individuellen und dem Gruppen-Empowerment liegt ein starker Fokus auf der Systemkritik, der Infragestellung von Machtverhältnissen und dem Aufdecken ökonomischer Interessen, die soziale Ungleichheiten und Ungleichbehandlungen verursachen, ermöglichen und

---

[64] Huth Martin in Bergemann, Frewer (Hrsg.) (2018) S. 59.

verstärken. Globale politische Machtverhältnisse und historisch gewachsene Ungleichheiten stehen dabei im Mittelpunkt der Kritik. Daraus ergeben sich, wie aus der in der gegenständlichen Arbeit beforschten Gruppe ersichtlich - zahlreiche Gewaltstrukturen im Gesundheitssektor, die noch unten[65] näher beleuchtet werden. Für deren Benennung und Definition ist ein Infragestellen der Machtstrukturen im Gesundheitswesen unumgänglich.

Im Zusammenhang mit dem Menschenrecht auf Gesundheit und Empowerment findet in Literatur und Praxis die Dimension der Autonomie große Aufmerksamkeit[66]. Jedoch auch dieses Autonomiekonzept bewegt sich innerhalb der gegebenen Machtstrukturen und des herrschenden hegemonialen Medizinsystems, in dem nach wie vor das mechanische Menschenbild dominiert und abweichende Medizinsysteme ausgeschlossen sind. Rodríguez-Beltrán[67] warnt vor einem unkritischen Gebrauch des Begriffes Empowerment, denn das Spezielle dieses Ansatzes läge gerade im kritischen Fokus auf der Verteilung der Macht.

---

[65] Kapitel 1.16.1.
[66] Bergemann Lutz, Frewer Andreas in dies. (Hrsg) (2018) S. 7-18.
[67] (2009) S. 22.

Die WHO hat sich bereits in den 1970-er Jahren mit dem Integrativen Gesundheitsbegriff auseinandergesetzt. Mit der Deklaration von Alma Ata 1978 wurde dieser Begriff unter Miteinbeziehung soziokultureller, politischer und ökonomischer Faktoren definiert und ein Grundstein für Empowerment und Beteiligung in Gesundheitsentscheidungen gelegt. Nach dieser Deklaration hätten die Menschen das Recht und die Pflicht, auf individueller und kollektiver Ebene an der Planung und Durchführung ihrer Gesundheitssorge auch im öffentlichen Raum mitzuwirken. Weltwirtschaftliche Entwicklungen, politische und ökonomische Interessen haben laut zahlreicher AutorInnen die Erreichung dieser Ziele erheblich behindert.[68]

---

[68] De Vos Pol, Malaise Geraldine, De Ceukelaire Wim, Perez Denis, Lefèvre Pierre, Van der Stuyft Patrick: Participación y empoderamiento en la atención primaria en salud: desde Alma Ata hasta la era de la globalización (Partizipation und Empowerment in der primären Gesundheitsversorgung: von Alma Ata bis zur Ära der Globalisierung), Medicina Social 4/2 (2009) S. 127-134, www.medicinasocial.info.

1.10 Mamá Cultiva als kritische Empowerment-Bewegung im Machtgefüge des herrschenden Gesundheitssystems

In der beforschten Gruppe treffen das Bedürfnis und die Notwendigkeit nach Empowerment aus mehreren Perspektiven zusammen. Einerseits geht es um die Ermächtigung von Frauen[69], da diese aufgrund der traditionellen Rollenverteilung als Mütter vorrangig für die Pflege der Kinder verantwortlich sind. Weiters tritt eine Konfrontation und Infragestellung von ökonomischen Machtverhältnissen und politischen Strukturen in Gesundheitsfragen hinzu. In der Situation der Mütter dieser schwerkranken Kinder akkumuliert sich eine Form von Leid, Benachteiligung durch soziale Rollen, eine Vielfachbelastung und Machtmissbrauch im Medizinsystem, wodurch die Anwendung der verschiedenen Empowerment-Konzepte mit der Verschränkung der verschiedenen Perspektiven notwendig wird.

Mamá Cultiva stellt eine Empowerment Bewegung im Sinne der Definition Freires dar, da sie sich gegen

---

[69] Im Rahmen dieser Arbeit wurde der Fokus in der Literatursuche auf Ermächtigung in Gesundheitsfragen gerichtet.

Machtstrukturen zur Wehr setzt und außerdem am Rande der Gesellschaft und des Medizinsystems steht. Empowerment entwickelt sich nach dem Ansatz Freires immer aus der eigenen Erfahrung heraus.

Rodríguez-Beltrán[70] stellt die unterschiedlichen Konzeptionen der „Instrumente der Befreiung" den „Instrumenten der Unterdrückung" im Lernen einander gegenüber, die sich auf die Erfahrungen der Beteiligten umlegen lassen. Einerseits können Erfahrungen der PatientInnen und der Pflegenden mit dem herrschenden Medizinsystem unter die Instrumente der „Unterdrückung" subsumiert werden, während ihr neuer Zugang zu Gesundheit und Verbesserung der Lebensqualität durch Empowerment durch die Selbstherstellung der Cannabismedizin erreicht wurde. Obwohl ihnen Cannabis zur Verbesserung der Lebensqualität und Gesundheit verhilft, müssen sich viele in diesem Empowerment-Prozess aufgrund der Drogenpolitik gegen staatliche Zwangsgewalt zur Wehr setzen[71]. Während innerhalb des Befreiungs-Ansatzes Empathie, liebevoller Dialog, horizontale Beziehungen und Veränderungsbereitschaft herrschen, stehen dem im Ansatz der

---

[70] (2009) S. 25.
[71] Näheres zu diesem Thema siehe Kapitel 1.12.

„Unterdrückung" fehlende Empathie, Überheblichkeit, Lieblosigkeit, vertikale Beziehungen und Unbeweglichkeit gegenüber[72].

Die verbesserte Lebensqualität der betroffenen PatientInnen und deren Angehörigen wurden nicht durch Gesundheitsförderungsmaßnahmen, wie sie die WHO den Staaten nahelegt, geschaffen, sondern durch die Betroffenen selbst, die sich mit Machtstrukturen konfrontieren und sich gegenüber den staatlichen Institutionen emanzipieren müssen. In den Dokumenten der WHO zu Empowerment und Gesundheitsförderung werden derartige Aktivitäten begrüßt, stellte die WHO 2006 selbst klar, dass Empowerment „herrschende Strukturen und Überzeugungen" herausfordern soll.

1.11 Stigmatisierung, Kriminalisierung und der Kampf gegen Riesen[73]

„Es ist ein permanenter Kampf gegen Riesen. Jeden Tag haben wir Patienten, Familien, Mütter, die kriminalisiert werden. Davon reden wir nicht in unseren Netzen, um die

---

[72] Rodríguez-Beltrán (2009) S. 25.
[73] Paulina Bobadilla, Interview 27.1.2021

mentale Gesundheit der Familien zu schützen. Denn wenn wir von den polizeilichen Aktionen berichten, der Kriminalisierung, verzweifeln die Mütter, werfen die Fläschchen aus dem Fenster, damit die Polizei nicht in ihr Haus kommt. Wir können nicht ruhig bleiben. Wir haben ein magisches Gebräu, es ist seltsam, weil es in einer Woche ein Resultat gibt, etwas, das die traditionelle[74] Medizin in meinem Fall in fünf Jahren nicht schaffte," schildert Paulina Bobadilla die alltäglichen Nöte der betroffenen Menschen.

„Ich musste mich anfangs mit dem Drogengeschäft verbinden," erklärt sie, wie sie zur Cannabis-Medizin für ihre Tochter Javiera gekommen ist. *„Es gibt weiterhin die Stigmatisierung, aber wir haben jeden Tag mehr Kraft und wir wissen, dass wir am richtigen Weg sind. Wir werden nicht einen Schritt zurück machen, nicht einen Schritt, nicht einen Schritt. Sollen sie Reportagen machen, soviel sie wollen, und das Cannabis weiterhin in die Dunkelheit stellen. Wir wissen, dass es funktioniert, so wissen es 2,5 Millionen Chilenen, so auch der Rest Lateinamerikas und der Welt. Sie hat sich schon ausgebreitet, es ist eine grüne Welle, die*

---

[74] Gemeint die konventionelle Medizin im Sinne der WHO Definition.

niemand aufhalten kann. Wir sind Menschen der Veränderung, wir demokratisieren den Zugang zu Gesundheit.“

Die Stigmatisierung des Cannabiskonsums hat eine lange Tradition. Die Pflanze wurde im Laufe der Geschichte immer wieder mit Verboten belegt. So beschreibt der uruguayische Anthropologe Vidart, dass Cannabis den islamischen Sufi Mystikern verboten wurde, auch den Ägyptern nach der napoleonischen Invasion und im Jahr 1484 von Papst Innozenz VIII. Unter letzterem galt die Verwendung von Cannabis als Sakrileg. Man würde es in satanischen und schwarzen Messen verwenden. Schon damals waren die Verbote Akte der Machtausübung gegen angebliche Hexerei und Satanismus.[75]

Die Interviewten berichteten von Anfeindungen und Schuldgefühlen, ihren Kindern Cannabis zu geben. *„Ich bin Christin, ich bin außerhalb der Drogenbanden. Es war schwer für mich zu akzeptieren, dass Marihuana gut für mein Kind wäre,“* berichtet Laura weinend. Die Neurologin wollte sie anzeigen, was für sie existenzbedrohend gewesen wäre, weil sie eine öffentlich Angestellte ist. Auch Analía bestätigt, dass sie sehr damit gekämpft hatte,

---

[75] Vidart (2014) S. 213.

anzuerkennen, dass Cannabis gut für ihr Kind wäre, auch sie ist Christin. *„Es ist alles, was sie uns in den letzten Jahrzehnten in die Köpfe gedrückt haben, Drogengeschichten… es ist fast ein Teufelsgetränk („chupilca del diablo[76]“), das wir unseren Kindern geben, während die wirklichen Drogen die Medikamente sind, die uns die Ärzte geben.“* Auch die ecuadorianische Ärztin und Mutter Karina Jouve, die zwar persönlich mit Stigmatisierung nie Probleme hatte und vom früheren Präsidenten eine persönliche Erlaubnis zum Anpflanzen bekam, bemerkte, dass Cannabis aus ihrer Sicht nach wie vor „satanisiert“ wäre.

Die Verbote im Laufe der Geschichte lagen laut Vidarts Analyse nicht so sehr in einer Sorge um die Gesundheit, sondern in einer Angst vor dem Fremden begründet, einer Angst vor der Verfremdung der Persönlichkeit durch den Konsum psychedelischer Pflanzen und der Überzeugung, dass der eigene Standpunkt dem der Anderen überlegen wäre. Es handelte sich bei den Verboten um einen Akt symbolischer Gewalt, der in einen Etnozid mündete. Bei einem Etnozid wird der Schaden durch die Verbote nicht

---

[76] Ein Getränk aus Feuerwasser und Schwarzpulver, das chilenischen Soldaten angeblich im Pazifikkrieg gegeben wurde, um sie in Trance zu versetzen und ihnen übermenschliche Kräfte zu verleihen, https://es.wikipedia.org/wiki/Chupilca_del_diablo.

dem Körper zugefügt, sondern dem Geist einer Kultur, so Vidart. Es erfolgte ein kultureller Mord durch die okzidentale Zivilisation. Dieser ist begründet durch eine negative Vision über *den Anderen*. Der Andere ist schlecht, aber er wird so lange gezwungen, sich zu transformieren, bis er sich angeglichen hat. Darin unterscheidet sich der Etnozid vom Genozid, bei dem der Andere ausgelöscht wird. Beim Etnozid wird – wie bei der Missionierung – die Seele der Anderen ausgelöscht. Er ist eine unvermeidliche Folge der kapitalistischen Ökonomie.[77] Die Folge der Verbote seien jedoch heimlicher Konsum und ziviler Ungehorsam.

Die Organisationen Daya und Mamá Cultiva sind massiv dieser Stigmatisierung und Kriminalisierung ausgesetzt[78]. Ihnen geht es jedoch gar nicht um eine völlige Liberalisierung des Zuganges zur Pflanze, sondern um einen demokratischen Zugang zur ihr. In einem persönlichen Interview stellt Ana María Gazmuri klar: *„Es geht nicht darum, den Konsum zu fördern. Es geht darum, sachdienliche Informationen zur Verfügung zu stellen, damit auch die jungen Leute ihre Entscheidung in einer verantwortungsvollen*

---

[77] Vidart (2014) 233f.
[78] Nuñez C., Hermosilla A., Sepulveda S., Riffo M., Martinez C.: (2019) S. 4-16, https://doi.org/10.4322/2526-8910.ctoAO1786.

Weise treffen können. Wir appellieren an das Bewusstsein und die Freiheit. Wie schon Gabor Maté[79] sagte: es existiert keine freie Gesellschaft, die frei von Drogen ist. Immer wenn es diesbezüglich Verbote gibt, gibt es dahinter andere Interessen."

1.12 Gewaltstrukturen und -erfahrungen

Im Rahmen der Forschungsarbeit, sowohl in der Feldforschung als auch in den damit verbundenen Literaturrecherchen zeigten sich folgende Gewaltkategorien:

- Körperliche Gewalt

- Psychische Gewalt

- Staatliche Zwangsgewalt

- Geschlechterspezifische Gewalt

- Symbolische Gewalt (nach Vidart)

und strukturelle Gewalt, die noch unter Kapitel 1.16.1. näher beleuchtet wird. Auf die epistemische Gewalt wird unter Kapitel 1.16.2. näher eingegangen.

Nach dem Friedensforscher Johan Galtung ist Gewalt in seiner weiten Definition dann präsent, wenn Menschen so

---

[79] https://drgabormate.com/about/, international anerkannter Arzt, Therapeut, Trauma- und Suchtexperte.

beeinflusst sind, dass ihre aktuelle körperliche und mentale Verwirklichung unter ihren potenziellen Verwirklichungsmöglichkeiten liegen. Gewalt ist die Ursache zwischen dem Potenziellen und dem Aktuellen. Nur wenn diese Ursache vermeidbar ist, liegt Gewalt vor. Er unterscheidet auch zwischen Gewalt, die auf den Körper wirkt und solche, die auf die Seele wirkt. Zu letzterer gehören auch Lügen, Gehirnwäsche und Indoktrinierungen, die zu einer Verringerung des mentalen Potenzials eines Menschen führen.[80]

Die Menschen erfahren durch diese Selbsthilfe mit medizinischem Cannabis einerseits eine Verbesserung ihrer Lebensqualität, sind andererseits aber durch Rechtsunsicherheit einer großen Gefahr staatlicher Zwangsgewalt und damit verbundener ständiger Unsicherheit ausgeliefert. Aus Berichten der letzten Monate ist ersichtlich, dass sich Polizeieinsätze im Vergleich zu 2019 und 2020 mehrten. Frauen sind dadurch verstärkt geschlechterspezifischer Gewalt ausgesetzt, da häufig Ex-Partner Anzeigen erstatten,

---

[80] Galtung Johan: Violence, Peace, and Peace Research, Journal of Peace Research, Vol. 6, Nr. 3, International Peace Research Institute, Oslo (1969) S. 168f.

um Schaden zuzufügen.[81] Da die meiste Pflegearbeit von Frauen geleistet wird, sind von dieser Art von Gewalt Frauen häufiger betroffen als Männer, schildert mir Therapeut Sebastián. Es erfolgen auch Hausdurchsuchungen, Übergriffe ohne Durchsuchungsbefehle und ohne sich auszuweisen, polizeiliche Übergriffe, die die Menschen, oft auch Kinder traumatisiert zurücklassen[82].

Auf die direkte Frage nach Gewalterfahrungen und Erniedrigungen wurden als die einschneidensten Erfahrungen

---

[81] Fundación Daya: Fundación Daya alerta sobre grave efecto que Ley «Anti Narcos», impulsada por Presidente Piñera, puede tener en los usuarios de Cannabis (Fundación Daya schlägt wegen der schweren Auswirkungen des Anti-Drogen Gesetzes des Präsidenten Piñera auf die Cannabis Anwender Alarm), http://www.fundaciondaya.org/fundacion-daya-alerta-sobre-grave-efecto-que-ley-anti-narcos-impulsada-por-presidente-pinera-puede-tener-en-los-usuarios-de-cannabis/?utm_source=news_web&utm_campaign=56fed18e63-EMAIL_CAMPAIGN_2017_12_18_COPY_10&utm_medium=email&utm_term=0_64b28fd04a-56fed18e63-116387713; Fundación Daya: Persecución de pacientes que cultivan Cannabis en Chile: Una dramática realidad (Verfolgung von Patienten die Cannabis in Chile anpflanzen: eine dramatische Realität), https://www.youtube.com/watch?v=jSP6T5a8UDE&t=137s, 8.4.2021 mit zahlreichen Erfahrungsberichten; Fundación Daya: La voz de las víctimas de la ley 20.000 (Stimme der Opfer des Gesetzes 20.000), https://www.youtube.com/watch?v=KICof-TYKi0&t=4225s, 6.5.2021.
[82] Fundación Daya: Persecución, https://www.youtube.com/watch?v=jSP6T5a8UDE&t=137s, 8.4.2021 mit zahlreichen Erfahrungsberichten.

polizeiliche Interventionen, die Androhung von Anzeigen und Gerichtsverfahren gegen PatientInnen und Angehörige, die sogar zu Selbstmord führten, erwähnt. Therapeut Sebastián erinnert sich an einen besonders schlimmen Fall. Der Patient war so traumatisiert vom Gerichtsprozess und der polizeilichen Verfolgung, dass er sich das Leben genommen hat. *„Als Gesellschaft machen wir genau das Gegenteil, was wir mit einem Menschen, der schon leidet, machen müssten. Er hat ein Leid, das nicht behandelt werden kann, und wird dafür kriminalisiert, dass er mit der Cannabispflanze Leidminderung sucht.“*

Als gewaltvollste und herausforderndste Aktion seitens der Gesundheitsbehörde wurde sowohl vom Therapeuten Sebastián als auch von der Ärztin Antonieta der Fundación Daya ein Erlass der Gesundheitsbehörde, mit der von einem Tag auf den anderen ein medizinisches Cannabisprodukt vom Markt genommen wurden, genannt. *„Vor etwa zwei oder drei Jahren war ein Cannabisöl einer chilenischen Apotheke verfügbar. Es war eine Produktion unter der Aufsicht der Fundación Daya. Das ermöglichte vielen Patienten den Zugang zu medizinischem Cannabis. Viele kamen in die Fundación und begannen ihre Therapie. Sie konnten ihre Lebensqualität verbessern. Nach eineinhalb*

Jahren stoppte das Institut für öffentliche Gesundheit plötzlich die Auslieferung. Alle diese Patienten blieben ohne Behandlung. Die Fundación Daya machte eine kollektive Klage aufgrund der Schäden, die den Patienten zugefügt wurden. Es schlossen sich etwas 3.000 Patienten an. Ein neuer Leiter des Instituts für öffentliche Gesundheit ermöglichte schließlich wieder die Zulassung von Cannabisöl. Jetzt gibt es drei, vorher nur eines. 3000 Patienten hatten keine andere Wahl, als zu einem Leben mit Schmerzen zurückzukehren. Für uns war die Frustration unglaublich groß, da wir versuchten, die Situation auszugleichen. Dies ermöglichte den Menschen auch zu erkennen, dass es schon nicht darum geht, ob es eine wissenschaftliche Evidenz gibt oder ob Cannabis eine Droge ist. Es sind politische Kräfte und Handlungen, die dahinterstehen. Es war eine Entscheidung unter politischen Umständen, die mit den 3000 Patienten, die chronische Schmerzen litten, nichts zu tun hatten. Sie kannten diese Patienten nicht."

„Das war die gewaltvollste Aktion seitens des Staates mit den Patienten, eines Institutes für öffentliche Gesundheit," erinnert sich auch Therapeut Sebastián, *„es gab ein weiteres Cannabis-Medikament, aber es war 12mal teurer, also für viele unbezahlbar."*

Paulina Bobadilla schilderte in einem Interview[83]: *„Die Politiker geben die Vorteile lieber der Pharmaindustrie. Abgeordnete sagen zu uns: ihr habt überhaupt keine Vorstellung über das unglaubliche Lobbying dahinter. Die Ärzte in den Ärztevereinigungen haben dem* (gemeint der Arbeit der Organisationen) *den Krieg gemacht. Viele sagten, dass ich nicht sprechen soll, dass ich ruhig bleiben soll mit dieser Information… ich kann diese Information nicht 100ten Eltern und Familien vorenthalten, die es nötig haben, befreit zu werden. Wir sind der Gefahr ausgesetzt, verhaftet zu werden.“*

Zu Gewalterfahrungen von PatientInnen nennt Sebastián die Angst, dem Arzt vom Cannabiskonsum zu erzählen und die Zurückweisungen der ÄrztInnen und Drohungen mit Anzeigen. Die gewaltvollsten Übergriffe passieren bei Polizeieinsätzen, wenn die Polizei in die Wohnungen eindringt und die Pflanzen mitnimmt. *„Es ist zu gewalttätig und schmerzhaft. Es gibt ganz schreckliche Situationen,“* so Sebastián. Die Ärztin Antonieta schildert, dass es im voran gegangen Jahr einen Krieg gegen Drogenhandel gab und Patienten auch behandelt wurden wie Verbrecher. *„Da*

---

[83] Vortrag Observatorio Español (2017).

werfen sich fünf Polizeibeamte durch Fenster und Türen, zerstören Türen. Da war eine 67-jährige Frau mit Brustkrebs im 4. Stadium, ihre Tochter und deren kleine 3-jährige Tochter mit dem kleinen Bruder. Es sind lächerliche Situationen. Patienten werden bedroht. Polizisten missbrauchen ihre Macht. Wir haben aber auch gegenteilige Erfahrungen. " Die Pflanzen werden nach so einem Einsatz nicht mehr zurückgegeben, PatientInnen verlieren ihre Medizin, auch wenn sie polizeilich nicht weiterverfolgt werden.[84] Sebastián schildert, dass es ganz häufig passiere, dass NachbarInnen, die zornig sind, Anzeigen erstatten. Oft kommt es auch vor, dass ein Ex-Partner, der Wut auf die Frau hat, diese Situation ausnutzt und eine Anzeige erstattet. Misshandlungen bei Polizeieinsätzen wie in der Geschichte der schwerkranken Vivian Strauss, die nach einer Festnahme auf einem mit Urin beschmutzten Boden schlafen musste und die trotz starker Schmerzen und eines

---

[84] Zahlreiche Erfahrungsberichte zu finden in der journalistischen Abschlussarbeit: Espinoza Schmittner Natalia, Silva Alcaíno Carolina: Cannabis medicinal en Chile: Los pacientes como delincuentes (Medizinisches Cannabis in Chile, Die Patienten als Verbrecher), Universidad Academia de Humanismo Cristiano (2019).

Allergieanfalles keine ärztliche Hilfe bekam, stehen stellvertretend für zahlreiche Verletzungen von Rechten.[85]

Besonders tragisch war der Selbstmord eines jungen Vaters, der aufgrund des Besitzes der Cannabispflanzen zur Herstellung des Öles für einen Sohn mit schwerem Autismus verhaftet wurde. Der Sohn ist Patient der Fundación Daya. Mit Cannabis verbesserte sich die Lebensqualität der gesamten Familie. Nach neun Monaten staatlicher Verfolgung, begleitet von polizeilichen Übergriffen und Diskriminierungen wurde er von allen Vorwürfen freigesprochen. Zurück blieb jedoch die Traumatisierung durch diese Vorfälle, die zu seinem Selbstmord führten.[86] Zahlreiche PatientInnen, die durch die Cannabis Pflanze eine

---

[85] Fundación Daya: La voz, https://www.youtube.com/watch?v=KICof-TYKi0&t=4225s, mit der Geschichte der Familie Strauss.
[86] Fundación Daya: Microdocumental Juicio Rodrigo Barraza (Kurzfilm Prozess Rodrigo Barraza), https://www.youtube.com/watch?v=P-y6ERzz3pA, 13.04.2021; Email Rundschreiben der Fundación Daya vom 9. August 2021, in dem um Spenden für die Witwe und den Sohn gebeten wurde, die keinerlei staatliche Unterstützung bekamen; Fundación Daya: Seminario Cannabis, Salud y DDHH: Fundamentos y Experiencia para la Defensa de Usuarios y Pacientes (Seminar Cannabis, Gesundheit und Menschenrechte, Grundlagen und Erfahrungen für die Verteidigung der Nutzer und Patienten), https://www.youtube.com/watch?v=fLegmh3k9-M mit der Erwähnung seines Freispruches, 21.9.2020.

erhebliche Verbesserung ihres Gesundheitszustandes erlangen, werden nicht selten wie Verbrecher behandelt, obwohl in Chile der Besitz der Cannabispflanze für medizinische Zwecke von der Bestrafung ausgenommen ist.

Zu weiteren Gewalterfahrungen aus dem Alltag der PatientInnen wurde vor allem von der abwertenden Kommunikation seitens der ÄrztInnen, von Erniedrigungen und dem Negieren von PatientInnenerfahrungen gesprochen, wie Patientin Agustina berichtete. Es handelt sich um Ausdrücke einer entfremdeten Arzt-Patienten-Beziehung. Fehlender Augenkontakt, mangelndes Einfühlungsvermögen und unzureichendes Eingehen auf die Bedürfnisse der PatientInnen, fehlende Empathie bis hin zu Drohungen mit Anzeigen oder tatsächlich stattgefundene Anzeigen, so breit ist die Palette der psychischen Gewaltformen im Arzt-Patientenverhältnis, die in der gegenständlichen Forschungsarbeit zum Vorschein kamen.

1.13 Menschenrechte und eine holistische Definition von Gesundheit, Krankheit und Medizin

1.13.1 Das Menschenrecht auf Gesundheit

„Das Gesundheitswesen befindet sich im Schnittbereich potenziell aller Menschenrechte, die einander wechselseitig bedingen und gegenseitig ergänzen, gelegentlich aber auch in Spannung zueinander geraten."[87] Das Recht auf Gesundheit ist ein Menschenrecht, das in Artikel 12 des UN-Sozialpaktes 1966[88] verankert ist, wonach jeder Mensch den Anspruch auf ein „für ihn erreichbares Höchstmaß an körperlicher und geistiger Gesundheit" hat. Beim Recht auf Gesundheit bilden die Bedingungen von Gesundheit - wie sauberes Trinkwasser und Hygiene - einen integralen Bestandteil des Rechts[89]. Ähnliches ist auch im Artikel 24 der UN-Kinderrechtskonvention[90] verankert.

---

[87] Bergemann Lutz, Frewer Andreas in dies. (Hrsg) (2018) S. 9.
[88] Generalversammlung der Vereinten Nationen 16.12.1966, Internationaler Pakt für wirtschaftliche, soziale und kulturelle Rechte, New York.
[89] Huth Martin in Bergemann, Frewer (Hrsg.) (2018) S. 43.
[90] Artikel 24 Absatz 1 „Die Vertragsstaaten erkennen das Recht des Kindes auf das erreichbare Höchstmaß an Gesundheit an sowie auf Inanspruchnahme von Einrichtungen zur Behandlung von Krankheiten und zur Wiederherstellung der Gesundheit. Die Vertragsstaaten bemühen sich sicherzustellen, dass keinem Kind das Recht auf

Das Recht auf Gesundheit ist als Anspruchsrecht, also als ein Recht, das gegenüber dem Staat einen Anspruch begründet, gestaltet[91].

In einer Analyse zum chilenischen Verfassungsrecht und entsprechender internationaler Dokumente beschreibt Figueroa-García unter Verweis auf weitere AutorInnen das *Recht auf Gesundheit* unter anderem als ein *Recht auf Gesundheitsschutz, Gesundheitssorge und gesunde Lebensbedingungen*. Das Recht impliziert auch die *Freiheit, die Kontrolle über das eigene Leben und den Körper* zu haben und die *Freiheit als Schutz vor unerwünschten medizinischen Behandlungen*. Der Staat hat es auch zu unterlassen, bestimmte Behandlungsformen vorzuschreiben oder zu verbieten.[92]

In Grundzügen ist das Recht bereits im Artikel 25 der Allgemeinen Erklärung der Menschenrechte 1948 verankert, wonach es heißt, dass jeder Mensch „Anspruch auf

---

Zugang zu derartigen Gesundheitsdiensten vorenthalten wird.": Übereinkommen über die Rechte des Kindes, UN-Generalversammlung 20.11.1989.

[91] Im Unterschied zu Abwehrrechten, die Freiheiten gegenüber dem Staat schützen sollten.

[92] Figueroa García-Huidobro Rodolfo: El Derecho a la Salud (Das Recht auf Gesundheit), Estudios Constitucionales (Verfassungsstudien), Centro de Estudios Constitucionales de Chile Universidad de Talca (2013) S. 283 - 332.

eine Lebenshaltung, die seine und seiner Familie Gesundheit und Wohlbefinden einschließlich Nahrung, Kleidung, Wohnung, ärztlicher Betreuung und der notwendigen Leistungen der sozialen Fürsorge gewährleistet, hat; er hat das Recht auf Sicherheit im Falle von Arbeitslosigkeit, Krankheit,….“[93]. Im Unterschied zum Sozialpakt ist diese Erklärung völkerrechtlich nicht verbindlich, hat aber großes politisches und moralisches Gewicht.

Die WHO, gegründet 1948 als Teilorganisation der UNO, definiert Gesundheit als „einen Zustand völligen körperlichen, seelischen und sozialen Wohlbefindens“. Gesundheit wird als ein grundlegendes Menschenrecht angesehen. Es handelt sich um eine „Vision, nach der alle Menschen hochwertige Gesundheitsleistungen in Anspruch nehmen können“, wie die Regionaldirektorin für Europa anlässlich des Weltgesundheitstages erklärte.[94]

Unterbewertet in dieser Gesundheitsdefinition sind soziale und kulturelle Kontexte, ein Umstand, der in der lateinamerikanischen kritischen Epidemiologie thematisiert und

---

[93] Resolution der Generalversammlung der Vereinten Nationen, 217 A (III). Allgemeine Erklärung der Menschenrechte, 10.12.1948.
[94] WHO: Gesundheit als Menschenrecht: http://www.euro.who.int/de/about-us/partners/news/news/2018/12/health-is-a-human-right, 7.12.2018.

als kollektive Gesundheitsfaktoren zur Verbesserung der Lebensqualität der Menschen definiert werden. Die kritische Epidemiologie legt auch durch wirtschaftliche Aktivitäten, kommerzielle Interessen, daraus resultierende neokoloniale Machtverhältnisse und dadurch verursachte Umweltschäden mit folgenden Gesundheitsbeeinträchtigungen als Gesundheitsdeterminanten fest[95]. Aus diesen Gründen finden sich in lateinamerikanischen wissenschaftlichen Diskursen in Gesundheitsfragen verstärkt Bezüge auf Menschenrechte, während in den westlichen Industriestaaten – wie im deutschsprachigen Raum[96] - der Menschenrechtsdiskurs in Gesundheitsfragen noch unterrepräsentiert ist. Die lateinamerikanische Sozialmedizin und die kritische Epidemiologie nehmen das weltweite Funktionieren des Gesundheitswesens mit einem kritischen Blick auf die kapitalistisch - soziale Ordnung unter die Lupe, während im deutschsprachigen Raum der Fokus auf Flucht, Krieg und dem Umgang mit vulnerablen Gruppen den

---

[95] Breihl Jaime: Critical Epidemiology in Latin America, Roots, Philosophical and Methodological Ruptures, in Vallverdú Jordi, Puyol Angel, Estany Anna (Hrsg.): Philosophical and Methodological Debates in Public Health, Springer, Cham/Switzerland (2019) S. 21-45.
[96] Bielefeldt Heiner: Der Menschenrechtsansatz im Gesundheitswesen, in Frewer Andreas, Bielefeldt Heiner (Hrsg.): Das Menschenrecht auf Gesundheit, Bielefeld, Transkript (2016) S. 20.

Diskurs im Zusammenhang mit dem Menschenrecht auf Gesundheit prägt.

Die universelle und uneingeschränkte Gültigkeit der Menschenrechte ist in der Würde des Menschen, schlicht durch sein Menschsein, begründet und zielt auf die „persönliche, kommunikative und soziale Freiheit" jedes Menschen ab. Diese freiheitliche Orientierung mündet in einen Anspruch auf Respekt und Förderung der Autonomie jedes Menschen[97]. Am 10.12.2008 wurde von der UN-Generalversammlung das auf der Wiener Weltmenschenrechtskonferenz 1993 ausgehandelte Fakultativprotokoll zum UN Sozialpakt 1966 verabschiedet, nach dem unter anderem auch Individualbeschwerden bei Verletzungen der im Sozialpakt festgeschriebenen Rechte möglich sind. Österreich, Deutschland und die Schweiz haben dieses Protokoll nicht unterzeichnet, während unter anderem Uruguay und Ecuador das Protokoll unterzeichnet und in innerstaatliches Recht umgesetzt haben, Chile den Vertrag bis dato

---

[97] Frewer Andreas, Bielefeldt Heiner: Menschen, Rechte und Medizin, Zur Einführung, in dies (Hrsg.): Das Menschenrecht auf Gesundheit, Normative Grundlagen und aktuelle Diskurse, Transcript, Bielefeld (2016) S. 10.

lediglich unterschrieben hat.[98] Mit der Verweigerung der Übernahme dieses Protokolls in innerstaatliches Recht sind Einzelpersonen und Nichtregierungsorganisationen in vielen Ländern wesentliche Instrumente zur Durchsetzung der im UN Pakt festgeschriebenen Rechte vorenthalten, was von MenschenrechtsaktivistInnen vehement kritisiert wird[99]. Der Umstand, dass dieses Fakultativprotokoll in vielen Ländern nicht in innerstaatliches Recht umgesetzt ist und somit Instrumente der Rechtsdurchsetzung fehlen bzw. erheblich erschwert sind, stellt im Hinblick auf die Einflüsse ökonomischer Interessen und der Dominanz des biomedizinischen Paradigmas der Trennung von Körper, Geist und Seele ein schwerwiegendes Manko dar, um gegen diese Missstände rechtlich vorgehen zu können.

Der Artikel 35 der Europäischen Grundrechtscharta[100] legt unter dem Titel „Gesundheitsschutz" das „Recht auf

---

[98] Stand 6.11.2021, https://treaties.un.org/Pages/ViewDetails.aspx?src=TREATY&mtdsg_no=IV-3-a&chapter=4&clang=_en

[99] Deutsches Institut für Menschenrechte 05/2015: Das Fakultativprotokoll zum UN Sozialpakt endlich annehmen, https://www.institut-fuer-menschenrechte.de/fileadmin/user_upload/Publikationen/aktuell/DIMR_aktuell_05_2015_Das_Fakultativprotokoll_zum_UN_Sozialpakt_endlich_annehmen.pdf.

[100] Amtsblatt der Europäischen Union C83/389: Charta der Grundrechte der Europäischen Union, (2010/C 83/02), 30.3.2010.

Zugang zur Gesundheitsvorsorge und auf ärztliche Versorgung nach Maßgabe der einzelstaatlichen Rechtsvorschriften und Gepflogenheiten" fest. Bei der Festlegung aller Maßnahmen und Politiken der Union soll ein hohes Gesundheitsschutzniveau sichergestellt werden. Die Europäische Menschenrechtskonvention[101] enthält einen Katalog von Grund- und Freiheitsrechten, soziale Rechte sind darin nicht als durchsetzbare Rechte vorgesehen. In weiten Teilen Europas[102] sind daher soziale Rechte wie das Recht auf Gesundheit positivrechtlich nicht verankert und daher auch – im Unterschied zu vielen Ländern des globalen Südens - nicht individuell einklagbar.

Oft sind bei strittigen Gesundheitsfragen weitere Menschenrechte mitbetroffen, wie das Recht auf Freiheit und Sicherheit, das Recht auf Unversehrtheit, das Recht auf Schutz personenbezogener Daten, das Recht auf Freiheit der Meinungsäußerung und Informationsfreiheit, die Gedanken-, Gewissens- und Religionsfreiheit. Eng verbunden mit dem Thema der Forschung in der Medizin ist das Recht

---

[101] Europarat: Europäische Konvention zum Schutz der Menschenrechte und Grundfreiheiten Rom, 4.XI.1950 in der geltenden Fassung.

[102] Mit Ausnahme der Staaten, die den UN-Sozialpakt 1966 ratifiziert haben.

auf Freiheit der Kunst und Wissenschaft sowie die akademische Freiheit, ein Freiheitsrecht, das im gegenständlichen Forschungsfeld im Zusammenhang mit der Finanzierung von Forschungen und ökonomischen Interessenslagen für hilfesuchende Menschen gravierende Folgen hat. Denn wenn Forschung durch ökonomische Interessen geleitet finanziert wird, ist die Unabhängigkeit der Forschung beeinträchtigt. Themen, die keinen finanziellen Mehrwert bringen, werden seltener oder gar nicht beforscht.

PatientInneninterssen sind dadurch gefährdet.

Schutzbestimmungen sind für indigene Völker – auch im Zusammenhang in Gesundheitsfragen - in der ILO Konvention 169[103] rechtsverbindlich festgelegt, eine Grundlage, die auch das Recht auf Gesundheit, den Schutz und die Miteinbeziehung ihrer traditionellen Medizinsysteme mitumfasst. Eine für diese Arbeit auffallende Stellung nimmt Ecuador ein, das in seiner Verfassung den Schutz und die Förderung komplementärer und traditioneller Medizinsysteme verankert hat[104]. Für den amerikanischen Kontinenten sind die Amerikanische Deklaration für

---

[103] International Labour Organisation: Indigenous and Tribal Peoples Convention, 1989 (No. 169), 27.6.1989.
[104] Art. 360 Constitución de la Republica del Ecuador 2008, Reg. Of. 449, 20.10.2008.

Menschenrechte 1948[105], die in Artikel XI. ein Recht auf Gesunderhaltung und Wohlbefinden festlegt, relevant, während im Zusatzprotokoll[106] aus 1988 der amerikanischen Menschenrechtskonvention[107] in Artikel 10 das Recht auf Gesundheit normiert wird, bei dessen Verletzung auch durch Einzelpersonen, Personengruppen und NGO´s die Interamerikanische Kommission für Menschenrechte und in Einzelfällen der Interamerikanische Gerichtshof für Menschenrechte angerufen werden können.

Insofern ist das Menschenrecht auf Gesundheit auf dem amerikanischen Kontinent effektiver durchsetzbar als in Europa. Ihm wird im globalen Süden aufgrund der sozialen Schlechterstellung aber auch aufgrund eines oft mangelhaften Zuganges zu konventioneller Medizin vieler Menschen ein größeres Gewicht beigemessen.

Wie wichtig, wenn auch langwierig in ihrer Umsetzung, diese Instrumente der Durchsetzung der Menschenrechte

---

[105] Organisation of American States: Ninth International Conference of American States, American Declaration of the rights and duties of man, Bogotá, Colombia, 1948.
[106] Organisation of American States: Additional Protocol to the American Convention on Human Rights in the area of economic, social and cultural rights "Protocol of San Salvador" A-52, 17.11.1988.
[107] Organisation of American States: American Convention on Human Rights "Pact of San Jose, Costa Rica " B-32, 22.11.1969.

sind, zeigt ein aktuelles Verfahren, in dem ein chilenischer Psychiater, der den chilenischen Staat wegen einer Verurteilung aufgrund des Besitzes von Cannabis Pflanzen im Jahr 2014 vor der Interamerikanischen Kommission für Menschenrechte zur Anzeige brachte. Die Kommission hat nun im November 2021 den Staat Chile aufgefordert, zum Fall und zu den Praktiken im Zusammenhang mit der Drogenpolitik und der Verwendung von Cannabis für medizinische Zwecke und zur spirituellen Entwicklung eines Menschen sowie dem Selbstanbau Stellung zu nehmen. Der Staat muss nun eine Stellungnahme abgeben, danach wird entschieden, ob der Fall dem Interamerikanischen Gerichtshof für Menschenreche vorgelegt wird. Da aktuell in Chile viele NutzerInnen von medizinischem Cannabis staatlicher Zwangsgewalt ausgesetzt sind, obwohl die chilenische Rechtslage den Selbstanbau zu medizinischen Zwecken für den Eigengebrauch von der Bestrafung ausnimmt, wird große Hoffnung auf eine Fortsetzung dieses Verfahrens als richtungsweisend für PatientInnen gehegt.[108]

---

[108] Fundación Daya: La CIDH oficia al estado chileno por persecución de cultivadores de Cannabis (Die Interamerikanische Kommission für Menschenrechte verlangt von Chile Erklärung wegen der Verfolgung der Personen, die Cannabis pflanzen)

Abgesehen davon, dass in Chile das Gesetz 20.000, welches Verbote und Regulierungen für psychoaktive Substanzen beinhaltet, eine Ausnahme für die medizinische Verwendung von Cannabis vorsieht, und hier schon innerstaatliches Recht auf der Seite der Cannabis-NutzerInnen steht, soll in diesem Buch der internationale Rechtsrahmen und ethische Argumente, die für die medizinische Verwendung von Cannabis zur Verringerung von Leid beleuchtet werden. Das bedeutet jedoch nicht, dass die Verwendung innerstaatlich dadurch automatisch erlaubt ist. Diese Regelungen gäben den StaatsbürgerInnen nur die Möglichkeit, sich – unter Erfüllung aller anderen rechtlichen Voraussetzungen - gegen nationale Gesetze der Verbote und Regulierungen zur Wehr zu setzen.

---

http://www.fundaciondaya.org/la-cidh-oficia-al-estado-chileno-por-persecucion-de-cultivadores-de-cannabis/, November 2021; Revista de Frente: Comisión Interamericana de Derechos Humanos solicita a Chile pronunciarse por persecución a Milton Flores (Interamerikanische Kommission für Menschenrechte fordert Chile auf, zur Verfolgung Milton Flores´ Stellung zu nehmen) https://www.revistade-frente.cl/cannabis-comision-interamericana-de-derechos-humanos-solicita-a-chile-pronunciarse-por-persecucion-a-milton-flores/ , 01.11.2021.

1.13.2 Kritik und Gefahren eines Missbrauches des Menschenrechtes auf Gesundheit

Die Definition von Gesundheit als ein Menschenrecht birgt nach einigen Kritikern jedoch auch eine Schattenseite. Einerseits entstehe daraus ein Zwang zur Suche nach Gesundheit und eine Verleugnung von Krankheit und Tod als Teile des Lebens. Dies birgt auch eine Gefahr des Verlustes des Respekts für diese Menschen, die nicht diesem biomedizinischen Ideal von Gesundheit und Optimierbarkeit des Menschen entsprechen. Laut dem französischen Philosophen Michel Foucault entwickelte sich seit dem Beveridge Plan 1942, nach dem die arbeitende Bevölkerung einen Sozialbeitrag an den Staat zur Gesundheitssorge abliefern soll, der menschliche Körper zum wichtigsten Objekt staatlicher Interventionen. Der Körper wurde Gegenstand politischer Machtkämpfe und ökonomischer Interessen. Bereits im 18. Jahrhundert - mit der Einführung der klinischen Medizin - wurde aus Foucaults Sicht der Grundstein für die Medikalisierung der Gesellschaft gelegt.[109] Diese Entwicklung kann auch zu massiven

[109] Foucault Michel: La crisis de la medicina o de la antimedicina? (Die Krise der Medizin oder der Antimedizin?) in Estrategias de

Eingriffen in die Freiheitsrechte wie beispielsweise dem Recht auf freie Gestaltung der Lebensführung führen. Die Fokussierung auf Gesundheit als Menschenrecht im Sinne ständiger Optimierung wird dafür genutzt, die Medikalisierung der Gesellschaft weiter voranzutreiben[110]. Die medizinischen Behandlungen können schon zu einer Bedrohung für Gesundheit werden, natürliche Vorgänge wie der Tod werden verneint, entwürdigt und medizinischer Kontrolle unterworfen.[111]

Ein bereits häufig genanntes und viel umstrittenes Beispiel ist das bei Kindern nun als Krankheit eingestufte ADHS, das Aufmerksamkeitsdefizit- und Hyperaktivitätssyndrom. Einerseits wird dieses „Framen" eines auffälligen Verhaltens als Krankheit begrüßt, da so auch medikamentöse Behandlungen erfolgen können und somit das

---

Poder (Strategien der Macht), Paidos, Barcelona (1999), Obras esenciales, Vol. II 327-361.

[110] Illich Ivan: Und führe uns nicht in die Diagnose, sondern erlöse uns von dem Streben nach Gesundheit, Eröffnungsvortrag auf dem Symposium "Gesundheit Krankheit - Metaphern des Lebens und der Gesellschaft", Bologna, 24. Oktober 1998; Welsh Caroline: Brauchen wir in Recht auf Krankheit? in Frewer Andreas, Bielefeldt Heiner (Hrsg.): Das Menschenrecht auf Gesundheit, Bielefeld, Transkript (2016) S. 221.

[111] Illich Ivan: Nemesis Medica, la expropiación de la Salud (Orig. Medical Nemesis: The exprropriation of health), Barral Editores, Barcelona (1975) S. 9, 157.

Recht auf Gesundheit umgesetzt werden könnte[112]. Dies könnte aber gerade als Beispiel einer voranschreitenden Medikalisierung unter missbräuchlicher Berufung auf die Menschenrechte herangezogen werden, wenn andere - nicht dem hegemonialen System entsprechende Behandlungsmöglichkeiten - nicht angeboten werden, keine Studien durchgeführt oder positive Studien mit alternativen und komplementären Behandlungsmethoden nicht veröffentlicht werden. An der Universitätsklinik Bern wurde eine randomisierte, doppelblinde Studie mit Homöopathie Behandlungen bei ADHS Kindern durchgeführt. Im Langzeitverlauf zeigte sich, dass 75% der Kinder allein mit Homöopathie das Auslangen fanden und dass auch langfristig 50% der Symptome gemildert wurden. ADHS Kinder bekommen häufig Ritalin Behandlungen, die schwere Nebenwirkungen verursachen können und ein Suchtpotenzial beinhalten.[113] Die Außerachtlassung derartiger Studien und

---

[112] Huth Martin in Bergemann, Frewer (Hrsg.) (2018) S. 45.

[113] Frei Heiner: Homeopathic treatment of children with attention deficit hyperactivity disorder: a randomised, double blind, placebo controlled crossover trial, Eur J Pediatr (2005) 164: 758–767, DOI 10.1007/s00431-005-1735-7; Universität Bern: Studie belegt die Wirkung von Homöopathie bei hyperaktiven Kindern, https://www.unibe.ch/aktuell/medien/media_relations/archiv/news/2005/050905adsstudie/index_ger.html; 5.9.2005; Dokumentation Bayrischer Rundfunk: Abrufbar unter

der Erfahrungswerte von PatientInnen und ÄrztInnen finden in den Menschenrechten keine Grundlage. Auch wenn derartige Ergebnisse oft rasch von Gegnern ins Visier genommen oder unterdrückt werden, Gegenstudien und Stellungnahmen des Anzweifelns veröffentlicht werden, bleibt doch immer die Erfahrung der Menschen, die nicht geleugnet werden darf. Bei derartigen Praktiken kommt epistemische Gewalt zum Vorschein (siehe 1.16.2) die weitere Gewaltformen ermöglicht.

Der spanische klinische Psychologe Mikel Valverde analysierte die Marketing-Strategien der Pharmaindustrie zur Vermarktung einer neuen Erkrankung anhand des Themas ADHS bei Kindern. Valverde beleuchtet die für das Framen als Krankheit richtungsweisende Broschüre „Libro blanco TDAH: hacer visible lo invisible[114]" (Weißbuch ADHS: Das Unsichtbare sichtbar machen) und die finanziellen Machtverhältnisse dahinter. Er legt dar, wie dabei breit angelegt in verschiedenen Teilen von Politik, Gesellschaft und akademischen Kreisen mit unterschiedlichen Strategien viele, möglichst einflussreiche Stimmen und

https://www.youtube.com/watch?v=fRqKo7I-N2o, Wissenschaftliche Beweise für die Wirkung von Homöopathie, 3.2.2018.
[114] Young Susan, Fitzgerald Michael, Postma Maarten J.: TDAH: hacer visible lo invisible, INTSP/IN/CORP/13/0015, April 2013.

Vereinigungen gewonnen werden, bis ein Phänomen, gestützt auf diese mächtigen Meinungsträger als Krankheit akzeptiert, verkauft und medikalisiert werden kann. Damit wird ein falscher Konsens hergestellt. Alternative Sichtweisen werden dabei zum Verstummen gebracht.[115] ADHS ist also ein höchst kontroverses und sensibles Thema und könnte gerade als Beispiel dafür dienen, dass tatsächlich das Argument des Menschenrechts auf Gesundheit zur Medikalisierung missbraucht wird. Derartige Praktiken sind alarmierend, ist doch die vulnerable Gruppe der Kinder davon betroffen, die diesem Vorgehen vollkommen ausgeliefert ist. Es scheinen also beim Thema ADHS gegensätzlichste Welt- und Lebenssichten aufeinander zu prallen. Stehen ökonomische Interessen bei der Lösung eines gesundheitlichen und gesellschaftlichen Problems im Vordergrund, kann es zu schweren Beeinträchtigungen der Interessen der jungen Betroffenen kommen.

---

[115] Novoa Abel: Cómo se vende una enfermedad y su tratamiento: el caso del TDAH en España (Wie man eine Krankheit und ihre Behandlung verkauft: der Fall ADHS in Spanien), abrufbar unter www.nodo50.org und https://de.scribd.com/document/353309559/Como-Se-Vende-Una-Enfermedad-y-Su-Tratamiento-El-Caso-Del-TDAH-en-Espana, 24.03.2016.

Die kritischen Stimmen zu einer Festlegung der Gesundheit als Menschenrecht bestehen also zu Recht bei Akzeptanz der Herrschaft des biomedizinischen Paradigmas, der herrschenden Machtstrukturen im Gesundheitswesen und der Einflüsse finanzieller Interessen sowie der Festlegung standardisierter Behandlungen, die auf individuelle Bedürfnisse sowie soziale Faktoren von Gesundheit zu wenig Rücksicht nehmen. Sämtliche Lebensvorgänge wie Geburt oder Tod sollten nach dem aktuell herrschenden Paradigma kontrollierbar sein. So wird beispielsweise nun die Trauer schon unmittelbar nach dem Tod einer nahestehenden Person pathologisiert[116].

Stellt man dieses Paradigma jedoch in Frage, gewinnt der menschenrechtliche Ansatz für dessen Überwindung wieder an Bedeutung. Wenn Gesundheit mit der vorherrschenden Definition von Wissenschaftlichkeit in der Medizin und angeblicher objektiver Standards innerhalb eines

---

[116] So besteht seit 2014 mit der Herabsetzung der Trauerphase in der DSM-5 (Diagnostisches und Statistisches Manual Psychischer Störungen) bereits zwei Wochen nach dem Tod die Möglichkeit einer Diagnose einer Depression und somit die Möglichkeit der Verschreibung von Psychopharmaka, während diese Phase in der DSM-3 von 1980 noch ein Jahr betrug: Frankfurter Allgemeine Zeitung: Nach zwei Wochen Trauer ist aber bitte Schluss: https://www.faz.net/aktuell/gesellschaft/menschen/trauerzeit-laut-dsm-5-nicht-laenger-als-zwei-wochen-13278887.html, 25.11.2014.

mechanischen Menschenbildes gesehen wird, werden individuelle Bedürfnisse[117] und Auffassungen von Gesundheit und Heilung sowie soziale Faktoren übergangen. Die Menschenrechte liefern jedoch keine Grundlage, das Recht auf Gesundheit auf das biomedizinische Modell zu reduzieren sowie den Menschen auf mechanisches Funktionieren festzulegen[118] sowie komplementäre und alternative Wissensformen über Krankheit, Gesundheit, Heilung und den Tod auszuschließen. Ganz im Gegenteil finden sich in zahlreichen internationalen Dokumenten, die für die inhaltliche Bestimmung des Menschenrechtes auf Gesundheit wesentlich sind, Normen, die die Förderung und Miteinbeziehung dieser Wissensformen sowie die Erfahrungen der Menschen in das Gesundheitssystem ausdrücklich unterstützen.

---

[117] In diesem Sinne auch Schmidhuber Martina: Ambivalenzen der Medikalisierung, Ein Plädoyer für das Ernstnehmen der subjektiven Perspektive im Umgang mit Gesundheit und Krankheit in Frewer Andreas, Bielefeldt Heiner (Hrsg.): Das Menschenrecht auf Gesundheit, Bielefeld, Transkript (2016) S. 197, die für die Einbeziehung der subjektiven Perspektive im Umgang mit Gesundheit und Krankheit plädiert.

[118] Das mechanische Menschenbild ist unter anderem auch durch Erkenntnisse aus der Psychoneuroimmunologie, der Chronomedizin und der Neurobiologie widerlegt (siehe Kapitel 2.3 Integrative Medizin).

All dies sind Umstände, die im derzeit herrschenden Gesundheitssystem zu wenig Berücksichtigung finden.

1.13.3 Weitere gefährdete Menschenrechte der Mamá Cultiva und Fundación Daya PatientInnen sowie der VerwenderInnen von medizinischem Cannabis

Im bearbeiteten Konfliktfeld des Selbstanbaus von medizinischem Cannabis werden PatientInnen bez. deren Angehörige auf der Suche nach einer Verbesserung ihrer Lebensqualität und Gesundheit häufig in zahlreichen weiteren Menschenrechten beeinträchtigt. Durch polizeiliche Einsätze und Gerichtsverfahren gegen PatientInnen der Fundación Daya können Menschenrechte wie das Recht auf Leben, Freiheit und Sicherheit, das Recht auf Schutz des Privat- und Familienlebens und des Eigentums verletzt werden. Weiters können unter anderem das Diskriminierungsverbot, das Verbot der unmenschlichen und erniedrigenden Behandlung, das Recht auf Gedanken-, Gewissens- und Religionsfreiheit sowie kulturelle Rechte und das Recht auf Bildung, alle verankert in internationalen Verträgen und verfassungsrechtlichen Normen der Nationalstaaten, betroffen sein. Das Recht auf Gesundheit ist abhängig und eng verbunden mit der Integrität eines Menschen, der

Freiheit und einem effektiven Zugang zum Justizwesen und zur Gerechtigkeit. Jedenfalls ist sie begründend für ein würdevolles Leben.

1.14 Ergänzende internationale Dokumente für eine ganzheitlich orientierte Medizin und die Miteinbeziehung komplementärer und traditioneller Wissensformen

Neben den Bestimmungen in der Allgemeinen Erklärung der Menschenrechte und den verbindlichen völkerrechtlichen Bestimmungen der Amerikanischen Deklaration für Menschenrechte 1948[119] und dem Zusatzprotokoll[120] aus 1988 der amerikanischen Menschenrechtskonvention[121] und der Europäischen Grundrechtscharta liefern unter anderem folgende internationale Dokumente der Vereinten Nationen und ihrer Sonderorganisationen WHO und UNESCO eine Grundlage für die Auslegung des Menschenrechts auf Gesundheit für eine

---

[119] American Declaration of the rights and duties of man, Ninth International Conference of American States, Bogotá, Colombia, 1948.
[120] Protocol of San Salvador 1988.
[121] Pact of San Jose, Costa Rica 1969.

ganzheitlich orientierte Medizin unter Miteinbeziehung alternativer und traditioneller Medizinsysteme :

<u>WHO Traditional Medicine Strategy 2014-2023</u>[122]: In Fortführung der Traditional Medicine Strategy 2002-2005 werden in dieser aktuell gültigen Strategie die Herausforderungen und Zukunftsstrategien für eine bessere Eingliederung komplementärer und traditioneller Medizinsysteme zur Verbesserung der Patientenautonomie definiert. Unter traditioneller Medizin wird die Summe allen Wissens und aller Praktiken, basierend auf Theorien, Glauben und einheimischen Erfahrungen verschiedener Kulturen, erklärbar oder nicht, angewendet sowohl zur Erhaltung als auch für die Prävention, Diagnose, zur Verbesserung oder zur Behandlung von physischem oder mentalen Erkrankungen verstanden. Alternativ- oder Komplementärmedizin umfasst alle Praktiken, die nicht im offiziellen Gesundheitssystem verankert sind und auch nicht Teil der Ländertradition (wie zB. die Andenmedizin in den andinen Ländern Südamerikas) sind. Für die Mitgliedsstaaten soll mit dieser Strategie eine Grundlage für die Integration

---

[122] WHO Genf (2013).

komplementärer und traditioneller Medizinen gegeben werden, um deren Nutzen für Gesundheit, Wohlbefinden und eine personenzentrierte Gesundheitssorge ersichtlich zu machen. Weiters sollen damit Sicherheit und Effektivität durch Regulierung von Produkten und Praktiken sowie eine Aufsicht gegenüber den Praktikern geschaffen werden. Die erste Strategie betrifft die Wissengrundlagen, Ausbildungen und Festlegung nationaler Politiken dazu. Die zweite Strategie verfolgt die Sicherheit der Produkte und Techniken im Zusammenhang mit komplementären und traditionellen Therapien durch Regulierungen. Mit der dritten Strategie soll eine universelle Deckung mit diesen Therapieformen in öffentlichen Gesundheitssystemen und die Verfügbarkeit für die Eigengesundheitssorge[123] gesichert werden. Die Mitgliedsstaaten werden darin angehalten, Indikatoren für den Fortschritt der Umsetzung, in Anlehnung an die in der Strategie vorgeschlagenen Indikatoren zu entwickeln, um den Fortschritt in diesem Bereich der Gesundheitssorge messen zu können. Im Anhang führt die Traditional Medicine Strategy 2014-2023 ein mehrseitiges Verzeichnis über

---

[123] Zum Empowerment in Gesundheitsfragen siehe Kapitel 1.9.8.

Qualitätssicherungsstandards, Regulierungen, Forschungs-
methoden, Richtlinien für klinische Studien zu komplementärer und traditioneller Medizin und der Effizienz
nachhaltiger Anwendung von Heilpflanzen zur Orientierung für die Mitgliedsstaaten.

<u>UNESCO Report of the International Bioethics Com-
mitee (IBC) on traditional medicine and their ethical implications (2013)</u>[124]: Der UNESCO Bericht des Internationalen Bioethik Komitees hält fest, dass Praktizierende der
traditionellen Medizin in das Medizinsystem zu integrieren
sind und ihr Beitrag zu Prävention, Verbesserung, Diagnose und Heilung anzuerkennen ist. Aufgabe der UNESCO
ist die Wahrung er kulturellen Vielfalt. Dies gilt auch für
das Medizin- und Gesundheitswesen. Grundlage ist der Artikel 27 der Allgemeinen Erklärung für Menschenrechte
1948, nach dem jeder das Recht hat, am kulturellen Leben
der Gemeinschaft frei teilzunehmen, sich an den Künsten
zu erfreuen und am wissenschaftlichen Fortschritt und dessen Errungenschaften teilzuhaben. In diesem Sinne wird
die   Traditionelle   Medizin   vor   allem   mit   dem

---

[124] SHS/EGC/IBC-19/12/3 Rev. Paris, 8 February 2013.

Gemeinschaftsleben bestimmter Gruppen und deren kultureller Identität in Zusammenhang gebracht. In dieser Erklärung werden auch noch die weiteren Grundlagen über Erklärungen und Konventionen zu biologischer Vielfalt, der kulturellen Diversität und dem Schutz des unberührbaren kulturellen Erbes erwähnt. Kulturelle Diversität und Pluralismus sind dafür die Grundlage. Traditionelle Praktiken haben ganzheitliche Ansätze, die ebenfalls systematisiert und kodifiziert werden können. Die Erklärung betont den Zusammenhang von Autonomie, informed consent und der Menschenwürde in der Medizin, Grundlagen, die auch für die Traditionelle Medizin gelten. Ein großes Anliegen ist dem Komitee die Sicherheit der Anwendung der Methoden sowie das Bewusstmachen der Risken, weiters der Schutz vor Biopiraterie, also dem Diebstahl indigenen Wissens zur Vermarktung. Die Erklärung betont, dass die moderne Medizin mit diesen traditionellen Methoden nicht unvereinbar sein darf, auch wenn sie auf gänzlich anderen Ansätzen beruht. Sie schlägt eine Integration dieser Methoden durch Regulierung auf nationaler und internationaler Ebene vor, beispielsweise durch Ausbildungsrichtlinien. Kollektive und Einzelpersonen sollen ermächtigt werden, in einem von Pluralismus geprägtem System frei ihre Therapien wählen zu können.

Im <u>Dokument des Sonderberichterstatters der UNO über das Recht auf den Genuss auf das höchstmögliche Niveau physischer und mentaler Gesundheit 2019</u>[125] kommt starke Kritik an der Dominanz des biomedizinischen Modells im Gesundheitswesen zum Ausdruck. Vor allem im Bereich der mentalen Gesundheit und der Psychiatrie komme es durch paternalistische Handlungen zu häufig zu Medikalisierungen, ohne die sozialen Aspekte und Faktoren von Armut zu berücksichtigen. Die institutionelle Korruption, konkret im Zusammenspiel mit der Pharmaindustrie, bringt die Suche nach der Wahrheit in Gefahr. Das biomedizinische Modell bevorzugt pharmakologische Behandlungen, anstatt andere – die mentale Gesundheit beeinflussende Faktoren, wie soziale Umstände und Umweltfaktoren zu verändern (Punkt V.C. des Berichtes). Die den Psychiatern zugestandene Macht zur Definition von Gesundheit kann

---

[125] United Nations General Assembly A/74/174, Right of everyone to the enjoyment of the highest attainable standard of physical and mental health, Report of the Special Rapporteur on the right of everyone to the enjoyment of the highest attainable standard of physical and mental health, Dainius Pūras, 16.7.2019.

zu schädigenden und unmenschlichen Behandlungen für PatientInnen führen. Die ungleichen Machtverhältnisse zwischen Ärzten und PatientInnen sowie anderen Gesundheitsberufen sind ein Hindernis für ein effektives Recht auf Gesundheit (V.B.). Psychische Veränderungen könnten außerdem in einer Kultur vollkommen normal sein, während sie in einer anderen Kultur als Krankheit eingestuft werden. Weiters kritisiert der Sonderberichterstatter die mangelhaften Kommunikationsstrategien, die mit Hilfe der Pharmaindustrie und den Psychiatern einen exzessiven Einsatz von psychotropen Medikamenten verursachen. Die Gesundheitsbehörden müssen für diese Kosten aufkommen, während Geld für psychosoziale Interventionen fehlt. Die Konzentration der Macht in Psychiatern schade den PatientInnen, im Gesundheitsbereich tätigen und den Psychiatern selbst, die einem enormen Druck ausgesetzt sind. Dies führt zu Menschenrechtsverletzungen, kommt es doch im Bereich der Psychiatrie auch immer wieder zu freiheitsentziehenden Maßnahmen und Zwangsmedikalisierungen. Die medizinischen Ausbildungen müssten sich nach dem Bericht des Sonderberichterstatters daher dringend verändern, um diese Machtverhältnisse aufzuheben (Punkt V.E.). Dazu muss das biomedizinische Modell sowohl in der Ausbildung als auch in den Institutionen verlassen werden. Es handelt sich beim Festhalten am biomedizinischen Modell um eine „epistemische Ungerechtigkeit", die die Fortschritte der Umsetzung des Rechts auf mentale Gesundheit verhindert. Darüber hinaus müssten ÄrztInnen auch bereit sein, eine neue Beziehungs- und Kommunikationskultur mit PatientInnen aufzubauen. Forschungsvorhaben müssten ganzheitlicher und partizipativer angelegt sein, um auch die Ursachen für mentale Störungen zu erforschen. Jedenfalls ist das biomedizinische Modell zur Erklärung solcher Erkrankungen ungeeignet (Punkt V.F.).

Aus rechtlicher Sicht haben diese Dokumente eine inhaltlich stärkere Wirkung als vom Weltärztebund (WMA) abgegebene Erklärungen und von Fachgesellschaften festgelegte Behandlungsstandards, wobei diese Erklärungen naturgemäß andere Zielsetzungen haben. Die Erklärungen des Weltärztebundes und der Fachgesellschaften müssten jedoch den völkerrechtlichen Grundlagen für eine ganzheitliche Medizin entsprechen, da diese Erklärungen im Stufenbau der Rechtsordnung an unterster Stelle stehen. Jegliche Empfehlung des Weltärztebundes müsste einer Anfrage aus der Perspektive eines ganzheitlichen, integrativen Gesundheitsbegriffes standhalten können, um menschenrechtskonform zu sein.

Die Sonderorganisationen der UNO, wie es die WHO und die UNESCO sind, können als Völkerrechtssubjekte Soft-Law kreieren, die, auch wenn nicht unmittelbar durchsetzbar, bestimmte völkerrechtliche Folgen für die Staaten haben. Auch wenn sie für Individuen nur indirekt wirksam sind, dienen sie trotzdem der Auslegung der Menschenrechte und Grundrechte, wie sie in nationalstaatlichen Verfassungen verankert sind. Letztgenannte können unter bestimmten Voraussetzungen auch von Individuen und Gemeinschaften durchgesetzt werden. Sie können also zur Auslegung des Menschenrechtes auf Gesundheit und damit eng verbundener Menschenrechte herangezogen werden.

Erklärungen des Weltärztebundes und von medizinischen Fachgesellschaften abgegebene Empfehlungen sowie Ethikkodizes sind hingegen aus rechtlicher Sicht Erklärungen privater Einrichtungen und Zusammenschlüsse, die den vorgenannten Dokumenten der WHO und UNESCO untergeordnet sind und sich an Menschenrechten zu orientieren haben. JuristInnen kritisieren in diesem Zusammenhang die Ethisierung des Rechts. Der Weltärztebund (WMA) wurde im Jahr 1947 mit praktisch alleiniger

Ausrichtung auf konventionelle Medizin gegründet. Im Weltärztebund sind nicht sämtliche Staaten gleichmäßig vertreten, weshalb von ihm – auch wenn er die weltweite Wirksamkeit seiner Richtlinien betont – zumindest historisch gesehen - keine weltweit einheitlich gültige, demokratisch zustande gekommene Meinung ausgehen kann. In der Vereinigung herrscht ein starkes Übergewicht Europas, der Vereinigten Staaten und der Israelischen Ärztevereinigung. Die WMA ist eine Nichtregierungsorganisation und hat nicht die Kompetenz, Soft-Law[126] zu setzen, wie es etwa die Organe der UNO und andere internationale Organisationen können.[127]

---

[126] Unter Soft-Law versteht man soziale Normen des internationalen Rechts, die zwar rechtlich nicht unmittelbar durchsetzbar sind, die aber einen hohen moralischen Stellenwert haben. Bei deren Verletzung kann erheblicher Druck, zum Beispiel auf diplomatischer Ebene ausgeübt werden.

[127] Mehring Sigrid: The Ethicalization of International Humanitarian Law: Clarifying the Boundaries for Physicians in Vöneky, Beylage-Haarmann, Höfelmeier, Hüber (Hrsg.): Ethik und Recht, Die Ethisierung des Rechts, Springer, Heidelberg, New York, Dordrecht, London (2013) S. 246ff.

1.15 Verletzung von Menschenrechten durch Macht-
strukturen im Gesundheitswesen

Das Festhalten am biomedizinischen Paradigma mit dem mechanischen Menschenbild im Gesundheitswesen unter Ausschluss traditioneller und komplementärer Medizinsysteme impliziert eine Reihe von Beeinträchtigungen von Menschenrechten. Dies gilt auch für den Ausschluss sozialer Faktoren und Umweltbedingungen in Gesundheitsfragen, ein Umstand, der zu einem großen Teil auf die Verteilung von politischen Machtverhältnissen, ökonomischen Einflüssen[128] und einer Philosophie der Trennung von Körper, Geist und Seele[129], zurückzuführen ist. Ausgehend von der okzidentalen Weltsicht wurde diese zu einem weltweiten Standard erhoben.

Geldflüsse der pharmazeutischen Industrie in Wissenschaft und Bioethik sind keine unbekannten Umstände, klinische Forschung und pharmazeutische Industrie sind eng miteinander verbunden. Untersuchungen zeigen, dass Ergebnisse industriegeförderter Studien auch dazu neigen,

---

[128] Breihl Jaime (2019).
[129] Damasio Antonio: Descartes´ Irrtum. Fühlen, Denken und das menschliche Gehirn, Ullstein, Berlin (2004).

die Interessen der Industrie zu begünstigen[130]. In einer international angelegten Querschnittstudie[131] aus 2018 über Publikationen zu klinischen Studien 200 führender akademischer AutorInnen wurde die enge Zusammenarbeit zwischen AkademikerInnen und der Pharmaindustrie bei der Entwicklung von Impfungen, Medikamenten und medizinischer Vorrichtungen ausgeleuchtet. Die meisten Studien der befragten AutorInnen waren industriegefördert. In 87% der Publikationen waren Angestellte der Pharmaindustrie KoautorInnen, in 92% der untersuchten Studien war die Pharmaindustrie an der Erstellung des Forschungsdesigns beteiligt. Die Querschnittstudie verweist auch auf Forschungsübereinkommen, die es Finanzierern erlauben, bestimmte Publikationen zu blockieren. Diese Querschnittstudie kann als eine vernichtende Analyse der akademischen wissenschaftlichen Freiheit im Sinne der

---

[130] Sharpe Virginia Ashby: Warum ist die Ethik der Bioethik so schwierig? In Porz, Rehmann-Sutter, Scully, Zimmermann-Acklin (Hrsg.): Gekauftes Gewissen? Zur Rolle der Bioethik in Institutionen, mentis, Paderborn (2007) S. 183.
[131] Rasmussen Kristine, Bero Lisa, Redberg Rita, Gøtzsche Peter C., Lundh Andreas: Collaboration between academics and industry in clinical trials: cross sectional study of publications and survey of lead academic authors, BMJ 2018; 363:k3654, doi: https://doi.org/10.1136/bmj.k3654.

Intention der gegenständlichen Forschungsarbeit betrachtet werden (zur epistemischen Gewalt siehe Kapitel 1.16.2.).

Behandlungsmöglichkeiten für bestimmte Pathologien, wie sie aus anderen Medizinsystemen bekannt sind, werden so von vornherein gar nicht in die Studien miteinbezogen. Für diese Vorgehensweisen gibt es aus menschenrechtlicher Sicht – wie bereits erwähnt - nicht nur keine Grundlage, vielmehr steht dadurch die Verletzung zahlreicher menschenrechtlichen Normen im Raum. Auch Zweige der westlichen Wissenschaft, die das mechanische Menschenbild längst widerlegt haben, wie beispielsweise die Psychoneuroimmunologie[132] oder die Chronomedizin[133] führen nach wie vor ein Randdasein. Ergebnisse aus diesen Forschungen zeigen Wege zur Leidreduzierung aus einer ganzheitlichen Perspektive, oft auch zur Reduzierung des Medikamentenkonsums und deren Nebenwirkungen,

---

[132] Schubert Christian: Psychoneuroimmunologie und Psychotherapie, 2. Auflage, Schattauer, Stuttgart (2018).
[133] Hildebrandt Gunther, Moser Maximilian, Lehofer Michael, Chronobiologie und Chronomedizin, Biologische Rhythmen – Medizinische Konsequenzen, Graz (2013).

wie es zum Beispiel in der Chronopharmakologie der Fall ist[134].

Bleibt also die Frage, wann sich Politik und Forschung von den Machtverhältnissen emanzipieren werden, um eine menschenrechtskonforme Gesundheitspolitik zu installieren. In diesem Konfliktfeld spielen Forschungsethikkommissionen eine bedeutende Rolle. Bekanntlich können auch BioethikerInnen in Ethikkommissionen Interessenskonflikten ausgesetzt sein, wenn sie in unterschiedlichen Institutionen und Rollen tätig sind. Die Interessen von Forschung, Industrie und PatientInnenbedürfnissen wären bei echter Freiheit meist unterschiedlich gelagert. Die engen finanziellen Beziehungen zwischen Universitätskliniken und der Industrie verstärken sich jedoch weiter. Die pharmazeutische Industrie fördert bestimmte Forschungstypen, die bei Ärzten bestimmte Verschreibungsgewohnheiten erzeugen sollen[135].

---

[134] Lemmer Björn: Chronopharmakologie, Tagesrhythmen und Arzneimittelwirkung, 2. Auflage, Wissenschaftliche Verlagsgesellschaft, Stuttgart (1984).

[135] Ricou Bara, Junod Alain: Pharmazeutische Industrie, klinische Forschung und die Rolle der Ethikkommissionen, in In Porz, Rehmann-Sutter, Scully, Zimmermann-Acklin (Hrsg.): Gekauftes Gewissen? Zur Rolle der Bioethik in Institutionen, mentis, Paderborn (2007) S. 221-231.

Mitglieder von Forschungsethikkommissionen unterliegen der Gefahr, Machtinteressen zu dienen, wenn sie nicht etwaige Alternativen und neue Forschungsansätze in Forschungsvorhaben hineinreklamieren, wie von WHO, UNESCO und dem Sonderberichterstatter nahegelegt wird.

Um weitere Schäden und Menschenrechtsverletzungen zu verhindern, können nur neue Forschungsdesigns im Sinne einer Integrativen Medizin unter Miteinbeziehung komplementärer und traditioneller Medizinen sowie externer Gesundheitsfaktoren und einer von ökonomischen Interessen unabhängigen Forschungsförderung einen Ausweg davon bieten.

1.16 Wissenschaftlichkeit in der Medizin und epistemische Gewalt

1.16.1 Das Gewaltpotenzial des biomedizinischen Paradigmas der Trennung von Körper, Geist und Seele und der monokulturellen[136] Medizin

Die Wissenschaft der modernen Medizin gründet auf die mechanistische Naturauffassung der Trennung von Körper und Geist im Sinne René Descartes. Zurückgehend auf die im 14. Jahrhundert entstandene Lehre über den Menschen wird dieser als eine in Einzelteile zerlegbare Maschine betrachtet. Dieses neu entstandene Paradigma wurde damals in den sogenannten anatomischen Theatern in öffentlichen Leichensektionen zelebriert.[137]

Ganzheitliche Wahrnehmungen des Menschen, wie in anderen Medizinsystemen selbstverständlich, werden seither in der Entwicklung der sogenannten wissenschaftlichen Medizin weitgehend ausgeblendet. Die ökonomischen Einflüsse in der Medizin prägten zusammen mit

---

[136] Der Begriff des Monokulturellen ist den Diskursen um epistemische Gewalt und aus der kritischen Epidemiologie Lateinamerikas entnommen.
[137] Bergmann Anna: Der entseelte Patient, Die moderne Medizin und der Tod, 2. Auflage, Franz Steiner Verlag, Stuttgart (2015) S. 107ff.

diesem Faktor stark die Entwicklung des konventionellen Medizinsystems, wie es heute weltweit dominiert. Durch diese Umstände wurde auch die Definition von Wissenschaftlichkeit in der Medizin bestimmt. Dabei wurde jedoch – weltweit betrachtet - ein großer Teil medizinischen Wissens um Gesundheit, Gesunderhaltung und Heilung ausgeschlossen. Dies geschieht auch bei der Anlegung und Durchführung klinischer Studien, die heute in weiten Teilen als Voraussetzung für standardisierte Behandlungen und die evidenzbasierte Medizin gelten, auf die sich Ärzte in ihren Behandlungen stützen. Die Behandlung eines Menschen im mechanischen Sinne, wie sie nach dem mechanischen, kartesianischen Menschenbild funktioniert, rettet in der Akut- und Notfallmedizin viele Leben, birgt aber für einen Heilungs- und Sterbeprozess ein großes Gewaltpotenzial.

Die deutsche Kulturwissenschaftlerin Anna Bergmann befasste sich mit der geschichtlichen Entwicklung der konventionellen oder sogenannten modernen Medizin. Staatliche Strukturen entwickelten sich in den letzten Jahrhunderten und parallel dazu auch die experimentelle Medizin. Die Moralphilosophie dieser Zeit versuchte, Rechtfertigungen für die Praktiken der Körpersezierungen,

Lebendtierexperimente, sowie weitere Menschen- und Tierexperimente zu liefern. Sogar am Menschen wurde Versuche am lebendigen Leib – sogenannte Vivisektionen - durchgeführt. Staatliche Institutionen legalisierten diese Praktiken. In diesem Kontext entwickelte sich auch die Medizinethik. Nach Bergmann hat die Medizinethik unter anderem die Aufgabe, Ausnahmen und Rechtfertigungen für strukturelle Gewalt und medizinische Experimente zu finden. Sie geht sogar so weit, dass sie begründet, dass diese Weltsicht und Grundhaltung in der Medizin die Verbrechen im 2. Weltkrieg ermöglichten.[138] An der Betrachtungsweise des Menschen als in Einzelteile zerlegbare Maschine im herrschenden Medizinsystem hat sich bis zur heutigen Zeit kaum etwas geändert. Dies, obwohl es bereits neuere, abweichende wissenschaftliche Erkenntnisse gibt[139].

Das Thema der Gewalt im Gesundheitswesen ist teilweise in der Pflege, ansonsten aber wenig beforscht. Gelegentlich machen schwere körperliche Übergriffe

---

[138] Bergmann Anna (2015) 205, 240ff.
[139] Siehe dazu unten zur Integrativen Medizin Kapitel 2.3.

Schlagzeilen[140]. Von Gewalt betroffen sind sowohl Patientinnen und Angehörige als auch in Gesundheitsberufen Tätige[141].

Die konventionelle Medizin und die damit verbundene Organisation von Gesundheitseinrichtungen baut auf dem kartesianischen Modell des Menschen als zerlegbare Maschine auf. Dieses Konzept fokussiert auf Rationalität, Autonomie, getrennt von Emotionen und sozialen Kontexten, was eine Grundlage für die Entstehung verschiedener Gewaltstrukturen darstellt.

In dieser Forschungstätigkeit wurde eine breite Palette von Gewaltformen, die PatientInnen auf der Suche nach Verbesserung ihrer Lebensqualität erleiden müssen, sichtbar[142]. Viele dieser erlebten physischen und psychischen Gewaltformen sind durch die im Gesundheitswesen bestehende strukturelle Gewalt begründet, die diese unmittelbaren Gewaltformen ermöglicht[143]. In der spärlich

---

[140] Gewalt im Gesundheitswesen, https://www.ots.at/presseaussendung/OTS_20190716_OTS0096/gewalt-im-gesundheitswesen, Mitarbeitersicherheit schafft Patientensicherheit, 16.7.2019.
[141] Richter Dirk: Nimmt Gewalt gegen Mitarbeitende im Gesundheitswesen zu? Hypothesen, Daten und soziologische Hintergründe, sozialpsychiatrische Informationen 49. Jahrgang 1/2019, S. 15-18.
[142] Siehe Kapitel 1.12.
[143] Zur Interdependenz von struktureller Gewalt und anderen Gewaltformen siehe Galtung (1969).

vorhandenen Literatur zu struktureller Gewalt in der klinischen Medizin kritisieren zum Beispiel Farmer und andere AutorInnen, dass für die Festschreibung von Gesundheit nur biologische Faktoren Gültigkeit haben sollen, während soziale Faktoren weitgehend unberücksichtigt bleiben, was strukturelle Gewalt im Gesundheitswesen begründe.[144]

Strukturelle Gewalt ist eine Gewalt, die staatlichen und gesellschaftlichen Strukturen inhärent ist. Johan Galtung definierte die „strukturelle Gewalt als eine vermeidbare Beeinträchtigung grundlegender menschlicher Bedürfnisse oder, allgemeiner ausgedrückt, des Lebens, die den realen Grad der Bedürfnisbefriedigung unter das herabsetzt, was potentiell möglich wäre." Schon alleine aus dieser Gewaltdefinition lässt sich erkennen, wie sehr strukturelle Gewalt im Gesundheitswesen anhand der PatientInnengeschichten dieser Arbeit erkennbar ist. Galtung führte die strukturelle Gewalt neben der personalen und kulturellen Gewalt in das von ihm definierte Gewaltdreieck ein. Für Galtung kann strukturelle Gewalt in sämtlichen sozialen Interaktionen auftreten. Die verschiedenen Gewaltformen bedingen

---

[144] Farmer Paul E., Nizeye Bruce, Stulac Sara, Keshavjee Salmaan: Structural violence and clinical medicine, PLoS Medicine 3(10) (2006) S. 1686-1691, DOI: 10.1371/journal.pmed.0030449.

einander wechselseitig. Strukturelle Gewalt drückt sich unter anderem durch Segmentierung (= bewusstes Vorenthalten oder Beeinflussung von Informationen), Marginalisierung (= Ausschluss bestimmter Gruppierungen aufgrund bestimmter Überzeugungen), Penetration (= Internalisierung der Weltanschauung der herrschenden Gruppe durch die unterworfene Gruppe) und Fragmentierung (= soziale Trennung oder Aufteilung der Unterworfenen) aus.[145]

Strukturelle Gewalt ist entpersonalisiert, also unabhängig von den einzelnen AkteuerInnen. Sie ist in soziale Interaktionsformen und Prozesse eingebettet. Sie dauert bei Austausch der AkteurInnen an und kann sowohl „physische als auch psychische Formen der Einschränkung der freien Entfaltung der menschlichen Grundbedürfnisse aufweisen". [146] Im gegenständlichen Forschungsfeld wird der Aspekt der Segmentierung als Faktor struktureller Gewalt sehr stark sichtbar, durch den bestimmtes Wissen und Forschungsergebnisse den Menschen, die diese Informationen

---

[145] Galtung (1969); Scully Pamela: Coursera: Violence in a Structural and Cultural Context, https://www.youtube.com/watch?v=MiswEo-AvxBk&t=223s ab Min. 0:45, Emory University, 1.5.2015; Grant-Hayford Naakow, Scheyer Victoria: Strukturelle Gewalt verstehen, Eine Anleitung zur Operationalisierung, Galtung Institut für Friedenstheorie und Friedenspraxis, Juni 2016.
[146] Grant-Hayford Naakow, Scheyer Victoria (2016).

für ihre Gesundheit benötigen würden, nicht weitergegeben werden und in der Forschung auch nicht weiterverfolgt werden. Dadurch werden die Machtverhältnisse im Gesundheitswesen noch weiter einzementiert.

Strukturelle Gewalt beschreibt also die Umstände, die verhindern, dass Menschen ihr volles Potenzial leben können bzw. dass sie unter dem Potenzial bleiben, dass bei freier Entfaltung möglich wäre. Umgelegt auf das gegenständliche Thema der Betrachtung des Menschen als Maschine und dem Ausschluss anderer Therapieformen und Medizinsysteme bedeutet das, dass das volle Potenzial an medizinischem Wissen, das global gesehen vorhanden ist und der Menschheit zur Verfügung stehen müsste, für deren Heilung und Gesundheit nicht ausgeschöpft wird.

Der Umstand, dass medizinische Themen alle gesellschaftlichen Bereiche bis in die kleinste private Zelle hinein durchdringen, impliziert ebenfalls ein nicht unerhebliches Gewaltpotenzial. Dem Arzt wird eine dominante Stellung eingeräumt, der sämtliche Lebensbereiche kontrollieren sollte, was zu einer fortschreitenden Medikalisierung der Gesellschaft führte. Die Rationalität der ärztlichen Praxis entwickelte sich zu einer Praxis der Ära des Massenkonsums und der Mode, der Medikalisierung und der

Apparturen. Natürliche Vorgänge des Körpers, wie beispielsweise das Stillen, die Menstruation oder die Wechseljahre werden der ärztlichen Kontrolle unterworfen.[147]

Die reduktionistische, mechanische Vision des Individuums und das Funktionieren eines Krankenhauses als eine „maschinenförmige Organisation[148]" ermöglichen strukturelle Gewalt und Gewaltformen auf vielen Ebenen innerhalb des Gesundheitssystems und im PatientInnenalltag. Diese Umstände schlagen sich in den Werten nieder, wie in einer Organisation mit den Menschen umgegangen wird. Gewaltformen wie abwertende und entpersonalisierte Umgangsformen, psychische Gewalt bis hin zu körperlicher Gewalt, sowohl vom Gesundheitspersonal also auch von PatientInnen ausgehend, werden dadurch genährt. Wie in meinen Forschungsarbeiten ersichtlich wurde, erfahren PatientInnen durch medizinisches Cannabis eine große Hilfe. Aufgrund der Nichtakzeptanz, ja sogar versuchten Verhinderungen dieser Therapie innerhalb des

---

[147] Portillo José: La Medicina, el imperio de lo efímero (Die Medizin, das Imperium der Kurzlebigkeit) in Barrán, Bayce, Cheroni: La medicalización de la sociedad (Die Medikalisierung der Gesellschaft), Montevideo, Nordan Comunidad: Goethe-Institut, (1993) S. 17-35.
[148] Wegleitner Klaus (2012) S. 122f mit weiteren Literaturnachweisen.

Gesundheitswesens liegt strukturelle Gewalt in Form von Segmentierung und versuchter Marginalisierung im Sinne der Definition Galtungs im Gesundheitswesen vor, die weitere Gewaltformen ermöglicht.

Anna Bergmann beschreibt die Entwicklung der modernen als einen Weg, der gezeichnet ist von Gewalt. Ethikkommissionen wurden - historisch gesehen - dafür eingerichtet, um Gewalt in der Medizin an Tier und Mensch in Forschungsversuchen zu legitimieren und gesellschaftlich anerkannt zu machen.[149] Auch heute noch sollten Ethikkommissionen diesen kritischen Blick auf ihre Tätigkeit richten, um diesem Vorwurf nicht erneut ausgesetzt zu werden. Dem derzeit herrschende System ist die beschriebene Gewalt doch immanent, da ein Paradigmenwechsel noch nicht stattgefunden hat. Wissen außerhalb herrschenden Systems wurde zwar nicht gelöscht, wird aber vielfach unterdrückt. In Konfliktfällen wie beispielsweise einer psychiatrischen Zwangsbehandlung wird diese Dimension der Gewalt in der Lebensgeschichte eines Menschen noch deutlicher sichtbar, nämlich dann, wenn sich die staatliche Zwangsgewalt durch richterliche Beschlüsse

---

[149] Bergmann Anna (2015) S. 205, 240ff.

ausschließlich auf dieses konventionelle System stützt und freiheitsbeschränkende Maßnahmen setzt.

In teilweiser Kenntnis dieser Missstände und der daraus resultierenden Probleme werden in der Medizin verschiedene Wege - beispielsweise mit dem biopsychosozialen Modell[150] - gesucht, um dieses mechanische Menschenbild zu überwinden. Wenn jedoch die altgewachsenen Strukturen der Organisation von Gesundheitseinrichtungen und des Gesundheitssystems, der Ausbildungen und die Designs von klinischen Studien nicht verändert werden, können auch die Ursachen für diese aufgezeigten Probleme nicht überwunden werden.

Einen argumentativen Ausweg aus diesen untragbaren Situationen und Erklärungen für dieses enorme Konfliktpotenzial kann man in den Ausführungen Jaime Breihls, einem der Begründer der lateinamerikanischen kritischen Epidemiologie, finden. Er beschreibt aus einer kritischen Perspektive, wie die hegemoniale wissenschaftliche Medizin zustande kommt und welche Machtstrukturen sich dahinter verbergen. Breihl kritisiert die Wissensillusion des

---

[150] Egger Josef W.: Das biopsychosoziale Krankheitsmodell – Grundzüge eines wissenschaftlich begründeten ganzheitlichen Verständnisses von Krankheit. Psychologische Medizin, 16, 2, 3-12., Facultas Universitätsverlag, Wien (2005).

linearen, reduktionistischen Modells, welches das Gesundheitswesen beherrscht. Er zeigt vor allem die Notwendigkeit methodologischer Brüche in Public Health Angelegenheiten und die Miteinbeziehung kultureller und sozialer Umstände auf. Die kapitalistische und soziale Ordnung, auf der das aktuelle pharmazeutische biomedizinische Modell beruht, beeinflusst Gesundheit und auch die damit zusammenhängende Forschung. Eine transformative kritische Wissenschaft müsse sich immer mit den Problemen der Menschen und deren Bedürfnissen verbinden. Sie müsse die offizielle bürokratische, funktionelle Wissenschaft verlassen. Er stützt sich dabei unter anderem auf Denker wie Foucault, die Frankfurter Schule, die antikoloniale Wissenschaftstheorie mit ihren dekolonialen Denkern sowie feministische und indigene Wissenskonzepte. Nichtakademisches Wissen müsse in Werte, die die Gesundheit betreffen, miteinbezogen werden und einer *monokulturellen Perspektive* und der *eurozentristischen akademischen Blindheit* weichen. All diese Umstände haben Einfluss und negative Auswirkungen auf die individuelle und kollektive Gesundheit sowie schwerwiegende Auswirkungen auf bestimmte soziale Gruppen. Breihl und andere Vertreter der kritischen Epidemiologie fokussieren sich vor allem auf kollektive Gesundheitsfaktoren und die Notwendigkeit, diese in Gesundheitsfragen miteinzubeziehen. Er kritisiert eine Philosophie der „falschen Trennungen" nach dem kartesianischen Modell wie unter anderem die Trennung zwischen Körper – Geist, Kultur – Natur und Gesellschaft – Wissenschaft. Die große Ungleichheit in Gesundheitsfragen und die Machtkultur ökonomischer Interessen machen ein neues Paradigma in Gesundheitsfragen erforderlich.[151] Auch wenn seine Argumente und der Forschungsfokus in erster Linie auf die Miteinbeziehung sozialer und ökonomischer Faktoren in kollektive Gesundheitsthemen abzielen, beeinflussen sie die Gesundheit jedenfalls auch auf individueller Ebene, da diese Machtstrukturen sowohl auf gesellschaftlicher, gesundheitspolitischer als auch auf individueller Ebene unmittelbare Einflüsse haben.[152]

Breihls Argumentationen stärken auch das Bestehen der Mamá Cultiva Bewegung und der Fundación Daya als eine soziale Bewegung Lateinamerikas, die sich für einen

---

[151] Breihl Jaime: Epidemiología Crítica, Ciencia emancipadora e interculturalidad (Kritische Epidemiologie, emanzipatorische Wissenschaft und Interkulturalität), Lugar Editorial, Buenos Aires (2003) S. 74-80; Breihl Jaime (2019) S. 21-45.
[152] Zur Kritik des kartesianischen Modells und dessen Auswirkungen auf individueller Ebene siehe Kapitel 2.3 zur Integrativen Medizin.

unmittelbaren und kostengünstigen Zugang zu einer Medizin stark macht, die durch Machtinteressen der vergangenen Jahrzehnte den Menschen vorenthalten wurde. Beim heute zunehmenden Cannabis Boom besteht aktuell wieder die Gefahr einer Vereinnahmung durch wirtschaftliche Interessen einer ökonomischen und politischen Elite, die den Zugang zu einer an sich kostengünstigen Medizin, sofern sie durch Selbstanbau oder kollektiven Anbau hergestellt werden kann, verhindern könnte. Die Ziele der beiden Organisationen Daya und Mamá Cultiva, den Selbstanbau zu stärken, einen niedrigpreisigen Zugang zu medizinischem Cannabis durch kollektiven Anbau zu ermöglichen und die Forschung zu fördern, stehen im Einklang mit den Diskursen der kritischen Epidemiologie. Das Fundament des Handelns dieser Organisationen liegt in den Menschenrechten verankert. Es handelt sich um eine basisorientierte Gesundheitsförderung und Empowerment-Aktivität auf individueller, kollektiver – politischer Ebene unter Miteinbeziehung der Wissenschaft, wie sie auch von der kritischen Epidemiologie praktiziert wird.

Eine Außerachtlassung all dieser Aspekte, wie sie von der kritischen Epidemiologie gezeichnet werden, steht im Widerspruch zu den Menschenrechten. Diese dürfen keinem ökonomischen Machtkomplex oder einem bestimmten wissenschaftlichen Paradigma dienen, das noch dazu in vielen Bereichen überholt ist. Breihl kritisiert ebenfalls den Einfluss ökonomischer Interessen auf wissenschaftliche Zeitschriften und die „peer reviews[153]“ von ExpertInnen, die für Fachzeitschriften, die dem herrschenden Medizin- und Wirtschaftssystem dienen, darüber entscheiden, was und nach welchen Kriterien eine wissenschaftliche Veröffentlichung erfolgen darf[154].

Damit wird wiederum klar, wie groß die Gefahr ist, dass das Argument der evidenzbasierten Medizin, die auf randomisierten, teuren Studien beruht, zur Aufrechterhaltung von Machtverhältnissen in Gesundheitsfragen verwendet wird und damit auch Gewalt gegenüber PatientInnen legitimieren kann. Abhilfe könnten nur wissenschaftliche Studien bringen, die von unabhängigen Geldgebern finanziert werden, in denen WissenschaftlerInnen und PraktikerInnen auch aus komplementären und ganzheitlich

---

[153] Bewertung einer wissenschaftlichen Arbeit durch unabhängige Gutachter.
[154] Breihl Jaime: Interview: La neutralidad de la ciencia. Realidad o mito (Die Neutralität der Wissenschaft, Realität oder Mythos), Punto del Partida, https://www.youtube.com/watch?v=2w89oRkXMAQ&t=378s, 22.4.2014.

orientierten medizinischen Disziplinen integriert werden. Weiters müssen PatientInnenerfahrungen und -bedürfnisse ausreichend Berücksichtigung finden und ernst genommen werden.

In der vorliegenden Arbeit sehen wir ein Zusammenspiel von verschiedensten Gewaltformen, die einander bedingen und verursachen. Dabei ist die Festlegung von Wissen im Bereich von Gesundheit und Medizin von großer Bedeutung. Unter denen in der Forschungstätigkeit breit vernommenen Gewaltformen wird die im Lebensalltag nicht sichtbare Gewaltdimension der epistemischen Gewalt[155] bedeutend. Dabei handelt es sich um eine Gewaltform, die durch die Definition von Wissen und Wissenschaftlichkeit und der Entscheidung über die Anwendung dieses Wissens bedingt ist und die Machtstrukturen verfestigt.

Wie oben in Kapitel 1.4 zur Geschichte und Verwendung von Cannabis erläutert, gibt es bereits seit Jahren Erfahrungen und Studienergebnisse über die Wirksamkeit von medizinischem Cannabis. Trotzdem wurden diese Ergebnisse nicht verbreitet oder an PatientInnen angewandt, obwohl aus ihnen ersichtlich war, dass Cannabis zur

---

[155] Siehe Kapitel 1.16.2.

Verringerung von Leid beiträgt. Auch die Unterlassung von weiteren Studien, trotz Vorliegens derart positiver Ergebnisse zur Leidminderung zeigt einen Machtbereich auf, der über den menschlichen Körper dominiert. Die Unterlassung der Verbreitung solchen Wissens und die finanziellen Einflüsse auf die Anlegung von klinischen Studien, aus denen dann schematisierte Behandlungsprotokolle entstehen, schränken PatientInnen in ihrer Autonomie ein, indem ihnen Wissen über die Verfügbarkeit von leidmindernden Mitteln vorenthalten wird. Diese systemimmanenten Missstände widersprechen sämtlichen medizinethischen Prinzipien[156] der Autonomie, der Fürsorge, der Schadensminderung und dem Prinzip der Gerechtigkeit und geraten in Konflikt mit menschenrechtlichen Vorschriften.

Medizinisches Cannabis stellt dafür nur ein Beispiel von vielen dar. Bereits im Jahr 1995 veröffentliche Raphael Mechoulam mit einem Team eine Studie[157], bei der sich herausstellte, dass bei der Gabe von THC-hältigem

---

[156] Der Prinzipienethik nach Beauchamp und Childress (2008).

[157] Abrahamovl Aya, Abrahamov Avraham and Mechoulam Raphael: An efficient new Cannabinoid antiemetic in pediatric oncology, Life Sciences, Vol. 56, No.6 23/24, Pergamon, Jerusalem (1995) S. 2097-2102.

Cannabis als Begleittherapie zu den auf den gesamten Körper zerstörerisch wirkenden Chemotherapien bei Kindern die Effekte des Erbrechens wesentlich reduziert werden und diese Therapien viel verträglicher machen. Das Team wollte eine doppelblinde Studie durchführen. Die beteiligte Ärztin war persönlich nicht in der Lage, die Studie fortzuführen, um nicht die Kinder leiden zu lassen, die kein Cannabis bekamen. So klar ersichtlich war der Unterschied der Nebenwirkungen der Chemotherapien. Bei allen Kindern konnten dadurch die grausamen Nebenwirkungen der Krebstherapien verhindert werden. Die Studie wurde veröffentlicht, Cannabis ist jedoch bis heute nicht in onkologische Behandlungen bei Kindern als Begleittherapie oder in Studien miteingebaut.[158] Wie groß das dadurch in Kauf genommene und nicht verhinderte Leid ist, kann nur erahnt und an Menschenrechtsverletzungen nicht gezweifelt werden.

Dies zeigt, dass es eine bestimmte Ausrichtung der Behandlungen gibt, die andere Therapieformen, auch wenn sie hilfreich und wirksam sind, in bestimmte Arbeitskreise

---

[158] Zach Klein Y.Klinik productions: The Scientist Dr. Raphael Mechoulam, Dokumentarfilm (2015) https://www.youtube.com/watch?v=12tcXoxEt5g&t=2128s, 1.8.2015.

nicht einfließen. Ähnlich verhält es sich mit dem Ignorieren von Erkenntnissen aus der Chronomedizin und -pharmakologie, aus denen ebenfalls hervorgeht, dass es Behandlungsformen gibt, mit denen der Medikamentenkonsum und unerwünschte Nebenwirkungen erheblich reduziert werden können. Bei Verabreichung der Chemotherapien zu bestimmten Zeiten können die Effizienz erhöht und Nebeneffekte reduziert werden. Ebenso verhält es sich mit der bereits erwähnten Langzeitstudie am Universitätsspital Bern zum Einsatz von Homöopathie bei ADHS Kindern, die zum Ergebnis kam, dass 75% der Kinder bei der homöopathischen Medizin bleiben konnten oder gar keine Medizin mehr benötigten und auch 50% der Symptome langfristig gemildert werden konnten. Die Veröffentlichung der Studie wurde von der Zeitschrift *The Lancet* verweigert.[159] Zu derartigen Praktiken weiß man aus den Forschungen der kritischen Epidemiologie Lateinamerikas, dass bei Vorliegen von - für eigene Interessen nachteiligen - Ergebnissen Strategien des Erweckens von Zweifeln gewählt werden, um diese Ergebnisse außer Kraft

---

[159] Frei Heiner (2005); Dokumentation Bayrischer Rundfunk: Abrufbar unter https://www.youtube.com/watch?v=fRqKo7l-N2o, Wissenschaftliche Beweise für die Wirkung von Homöopathie, 3.2.2018.

zu setzen. Bei Metaanalysten stellte sich heraus, dass Zeitschriften, die im Nahebereich dieser wirtschaftlichen Interessen liegen, fast immer dazu tendieren, diese Interessen auch zu verteidigen[160].

Dieses Zusammenspiel von Wissen, Gewalt und Macht kommt bei vulnerablen Gruppen wie Kindern oder Menschen mit psychischen Erkrankungen, die in ihrer Entscheidungsfreiheit eingeschränkt sind, noch tragischer zum Ausdruck, da diese oft keinen Zugang zu leidensmindernden, komplementären Therapien haben, die von der herrschenden Wissenschaft ausgeschlossen sind. Das Prinzip der Fürsorge, mit dem diese Personengruppen nur dem herrschenden System entsprechenden Behandlungen erhalten dürfen, kann hier rasch mit dem Prinzip des Nichtschadens in Konflikt geraten, wenn ihnen leidensmindernde Therapien, wie in der gegenständlichen Forschungsarbeit ersichtlich, vorenthalten werden.

Die Entscheidungsfreiheit ist jedoch bei allen PatientInnen insofern eingeschränkt, als Wissen unterdrückt und vorenthalten wird und dieses oft nur unter großen Anstrengungen, Unsicherheiten und Umwegen von PatientInnen

---

[160] Breihl Jaime: Interview
https://www.youtube.com/watch?v=2w89oRkXMAQ, 22.4.2014.

selbst erforscht werden kann. Das Prinzip der Autonomie in der Medizinethik wird unter diesem Blickwinkel der jahrhundertelangen Wissensunterdrückung zu einem Konzept der begrenzten Autonomie innerhalb eines dominanten Wissens- und Herrschaftssystems. Wenn Cannabis – wie man aus der Praxis weiß - auch im Bereich der Psychiatrie eine große Unterstützung ist[161], so ist das Unterlassen der Beforschung und Anwendung, wo es bereits positive Erfahrungen gibt, aus menschenrechtlicher Sicht besonders gravierend, weil gerade in der Psychiatrie es häufig zu Zwangsmaßnahmen und schweren Einschränkungen der Grund- und Freiheitsrechte kommt und Psychopharmaka oft schwere Nebenwirkungen und Abhängigkeiten verursachen. Ich möchte dabei nicht die Notwendigkeit von Akutmaßnahmen in der herrschenden Psychiatrie in Abrede stellen. Für langfristige Therapierungen gibt es jedoch keine menschenrechtliche Grundlage für den Ausschluss anderer Wissensformen, die zur Leidminderung beitragen. Epistemische Gewalt ermöglicht und rechtfertigt hier

---

[161] Vortrag der argentinischen Psychiaterin Romero Celeste in Santiago de Chile über Schizophrenie und Cannabis, https://www.youtube.com/watch?v=cQmzz_zkyN0&t=2006s (2019).

weiterfolgende strukturelle Gewalt und damit verbundene körperliche und psychische Gewalt.

1.16.2 Epistemische Gewalt in der Medizin und Epistemizide

Das hegemoniale Medizinsystem, das in dieser Arbeit mehrfach im Kritikfeld steht, wird vom argentinischen Anthropologen und Gelehrten für Öffentliche Gesundheit Eduardo Menéndez als *„eine Ansammlung von Praktiken, Wissen und Theorien, gewonnen aus der Entwicklung, die man wissenschaftliche Medizin nennt, welcher es seit dem Ende des 18. Jahrhunderts allmählich gelungen ist, Praktiken, Wissen und theoretische Ideologien, die bisher in gesellschaftlichen Gruppen vorherrschend waren, unterzuordnen, bis sie sich als die einzige wissenschaftlich und staatlich legitimierte Form des Umgangs mit Krankheit durchsetzen konnte"*, definiert.[162]

Einerseits können durch die moderne Medizin in Akutsituationen Menschenleben gerettet werden, die einseitige

---

[162] Menéndez Eduardo L.: Modelo Médico Hegemónico y Atención Primaria. Segundas Jornadas de Atención Primaria de la Salud (Hegemoniales ärztliches Modell und Primärversorgung), Buenos Aires (1988) S. 451- 464.

Ausrichtung im Sinne des mechanischen Menschenbildes und die Wissensunterdrückung verursacht andererseits aber auch Leid. Die Definition der Wissenschaftlichkeit der Medizin in diesem Sinne und Behandlungsstandards werden von Institutionen wie den Fachgesellschaften festgelegt, die am biomedizinischen Paradigma, wie es sich in etwa in den letzten 400 Jahren entwickelte, orientiert sind. Erfahrungen und Wissen um Gesundheit, Medizin und Heilung aus anderen Kulturkreisen, das in anderen Erdteilen angewendet und teilweise auch an Universitäten[163] gelehrt wird, wird von dieser Wissenschaftsdefinition ausgeschlossen. Dabei handelt es sich um epistemische Gewalt, also Gewalt in und durch die Wissenschaft. Für hilfesuchende PatientInnen existieren alternativ- oder komplementärmedizinische Angebote praktisch in einer Parallelwelt, in denen sie jedoch gerade aufgrund des Ausschlusses aus dem Gesundheitssystem Gefahren unseriöser Praktiken ausgesetzt sein können.

Erfahrungen von PatientInnen, wie in dieser Arbeit beschrieben, werden als nicht wissenschaftlich ausgeblendet

---

[163] beispielsweise Traditionelle Chinesische Medizin, Nanjing University of Traditional Chinese Medicine, https://english.njucm.edu.cn/

oder gar geleugnet. Medizinische Forschung ist oft aufgrund der Gewinnorientierung der GeldgeberInnen massiven Beeinflussungen ausgesetzt. Mitglieder von Bioethikkommissionen stehen dabei nicht selten in einem Naheverhältnis zu diesen Interessen.[164]

Selbst wenn versucht wird, Interessenskonflikte durch Offenlegungen zu verhindern, reicht das meist nicht aus, um zu einer neutralen Stellungnahme zu gelangen, da die Themen der Ganzheitsmedizin keine Berücksichtigung finden. Darüber hinaus kommt es vor, dass Interessenskonflikte nicht wahrheitsgetreu angegeben werden, wie sich dies beispielweise bei der Australischen Homöopathie Studie 2015 herausstellte. Ein Mitglied der Forschungsgruppe verneinte einen Interessenskonflikt, obwohl es aktiv in einer Lobby Gruppe war, die sich gegen Homöopathie stark macht. Dieser Bericht ist ein gutes Beispiel, wie im Kampf der Interessen und Weltanschauungen gegeneinander epistemische Gewalt ausgeübt wird, indem Informationen unterdrückt oder verfälscht werden. In diesem Report wurde veröffentlicht, dass Homöopathie nicht besser wirke, als Placebo. Bei einer Überprüfung stellte sich heraus, dass das

---

[164] Sharpe V.A (2007) S. 161; Ricou Bara, Junod Alain (2007) S. 221ff, siehe Kapitel 1.15.

Review zweimal durchgeführt. Das erste Review aus dem Jahr 2012, das zu einem Ergebnis zugunsten der Homöopathie gelangte, wurde nicht veröffentlicht. Im Report 2015 wurde behauptet, dass das Review auf mehr als 1800 Studien beruhte. Tatsächlich wurden nur 176 Studien begutachtet, 171 davon wurden vom Institut ausgeschlossen, womit 5 Studien für das Review verwendet wurden. Die als Metaanalyse veröffentlichte Studie war tatsächlich eine Literaturrecherche, bei der positive Ergebnisse zur Homöopathie ausgesondert wurden. Die Manipulationen wurden mittlerweile auch eingestanden.[165] Wie sehr das Thema fern von PatientInneninteressen umkämpft ist, zeigt auch, dass die Zeitschrift The Lancet – wie oben schon erörtert – die Studie der Uniklinik Bern zu ADHS Kindern und Homöopathie nicht veröffentlichte, während im Jahr 2005

---

[165] Matthiesen Peter F.: Homöopathie und intellektuelle Redlichkeit – Eine Stellungnahme, Deutsche Zeitschrift für Onkologie, Thieme, Stuttgart, New York (2018) 50(04), S. 174, DOI: 10.1055/a-0758-9471; Pichler Erfried: Vortrag Fake News in der Medizin: Am Beispiel des Australischen Reports, Pflegekongress20, Pflegenetz https://www.youtube.com/watch?v=jtIKLbfMzro, 26.11.2020; European Coalition on Homeopathic & Anthroposophic Medicinal Products: Australian NHMRC seeks to put the record straight on homeopathy – too little, too late? https://echamp.eu/news-and-events/press-room/press-releases/australian-nhmcr-seeks-to-put-the-record-straight-on-homeopathy-2013-too-little-too-late, 9.10.2019.

dieselbe Zeitschrift das „Ende der Homöopathie" kundgab[166]. Es wäre interessant zu hinterfragen, inwieweit die (Nicht)Veröffentlicher selbst über eine Ausbildung zur Homöopathie und Arbeitserfahrung darin verfügen. Dass es auch dazu eingehender Ausbildungen und ärztlicher Erfahrungen bedarf, zeigt beispielsweise die 150-jährige Tradition der indischen Ärztefamilie Banerji, die unzählige PatientInnen unter anderem mit malignen Erkrankungen - in ärmsten Schichten kostenfrei - behandelt hat. Das Wissen dieser Ärzte ist auch im Westen gefragt.[167] Die in Europa entstandene und sehr weit verbreitete Klassische Homöopathie unterliegt einer langjährigen Ausbildung, die an das Medizinstudium angeschlossen werden kann.[168] Auch wenn nicht in sehr großem Umfang, gibt es zur Homöopathie doch eine beträchtliche Anzahl von wissenschaftlichen

---

[166] The Lancet: The end of homeopathy, Volume 366 Issue 9487, DOI:https://doi.org/10.1016/S0140-6736(05)67149-8, 27.8.2005.

[167] The Prasanta Banerji Homeopathic Research Foundation - Home (pbhrfindia.org); Banerji Prasanta, Banerji Pratib: The Banerji Protocols, A New Method of Treatment with Homeopathic Medicines by Prasanta Banerji, PBHRF, Indien (2013); Banerji Prasanta, Campbell Donald R., Banerji Pratip: Cancer patients treated with the Banerji protocols utilising homoeopathic medicine: A Best Case Series Program of the National Cancer Institute USA, Oncology Reports 20: S. 69-74 (2008).

[168] Teaching Centres - The European Committee for Homeopathy (homeopathyeurope.org).

Studien.[169] Zur Homöopathie kann ich aus eigener Erfahrung hinzufügen, wie hilfreich eine Begleittherapie bei onkologischen Behandlungen ist, wie wir sie bei den Behandlungen der Tochter im Klinikum Klagenfurt als Unterstützung durch die Kinderkrebshilfe erhalten haben.[170] Dort, wo die konventionelle Medizin zur Linderung oder Heilung von Nebenwirkungen nichts zu bieten hatte, ebenso wie für Probleme auf emotionaler Ebene, konnte mit der Homöopathie rasch Hilfe gefunden werden. Gut konnte ich dort auch erfahren, wie erleichternd es ist, wenn diese Therapien in Absprache und mit Billigung durch die nach der konventionellen Medizin praktizierenden ÄrztInnen erfolgt. In Krankenhäusern organisieren Eltern nicht selten diese Therapien heimlich, sogar unter Angst, dass die Onkologen diese Medizinen entdecken oder die Begleittherapien verbieten könnten.

Studien oder Metaanalysen durchzuführen und Urteile abzugeben, ob etwas wissenschaftlich oder nicht

---

[169] Wissenschaftliche Gesellschaft für Homöopathie e.V.: Der aktuelle Stand zur Forschung der Homöopathie, Mai 2016, abgerufen auf der website der Carstens-Stiftung Homöopathie: Wissenschaft und Forschung (carstens-stiftung.de).
[170] Dr. Erfried Pichler – Arzt für Allgemeinmedizin Homöopathie und Chirotherapie (homoeopathie-erfried-pichler.at)

wissenschaftlich wäre, ob etwas wirke oder nicht, ohne überhaupt zu wissen, welche Philosophie einem Medizinsystem zugrunde liegt und wie gearbeitet wird, wie die Ausbildung erfolgt und wie Anamnesen durchgeführt werden und diese Behandlungen auf PatientInnen wirken, umfasst neben der epistemischen Gewalt auch Gewaltformen in Form der Herabwürdigung, die sich gegen die AnwenderInnen selbst, ÄrztInnen und PatientInnen richten. Hier möchte ich zu einem Gedankenexperiment einladen, um die Machtstrukturen zu verdeutlichen. Wie wäre es, wenn jemand ausschließlich Homöopathie studiert und danach Studienanalysen zu konventioneller Medizin durchführt, um ein Urteil abzugeben, ob eine Studie wissenschaftlich wäre oder nicht, ob etwas nachweisbar wäre oder nicht? In der Praxis verfügen homöopathische ÄrztInnen ohnehin über Ausbildungen in konventioneller und homöopathischer Medizin.

Diese Konflikte und permanenten Abwertungen sind der Ausdruck einer monokulturellen Medizin, die ein Herrschaftsmonopol über die Wahrheit um Heilung und Gesundheit in Anspruch nehmen möchte, auch wenn PatientInnenbedürfnisse anders gelagert sind. Wissen und Erfahrung wird unterdrückt, ignoriert oder abgewertet, obwohl es der Leidminderung dienen würde. Das dahinterliegende Motiv dürfte nicht in PatientInneninteressen begründet sein. Abweichend von diesen Praktiken müsste jedenfalls das Wohl und die Stimme der PatientInnen im Vordergrund stehen, anstatt auf deren Rücken ideologische Differenzen und Interessenskonflikte auszutragen.

Im Hinblick auf den bestehenden medizinischen Pluralismus müssten daher die Mitglieder der Ethikkommissionen auch darlegen, welchem medizinischen Paradigma und Menschenbild sie sich verpflichtet fühlen, um zu wissen, ob tatsächlich ein Forschungsvorhaben oder die Lösung eines ethischen Konflikts im Sinne eines integrativen, nicht-diskriminierenden Ansatzes erfolgt. Nur bei einer gleichmäßigen Verteilung der Kompetenzen aus den verschiedenen medizinischen Disziplinen unter Miteinbeziehung konventioneller, komplementärer und traditioneller Behandlungsformen in den Ethikkommissionen könnten tatsächlich transformierende Ansätze bei der Beurteilung ethischer Problemlagen medizinischer Maßnahmen und Fragen des öffentlichen Gesundheitswesens entstehen, dies alles unter Berücksichtigung eines holistischen Menschenbildes.

Mit der in dieser Arbeit anhand von medizinischen Beispielen dargelegten epistemischen Gewalt, die unmittelbar in strukturelle Gewalt mündet, beschäftigen sich in der Theorie hauptsächlich folgende Wissensstränge: die Friedens- und Konfliktforschung, die feministische Debatte über die Zusammenhänge von Wissen und Politik im globalen Kontext, eng verknüpft mit multidisziplinären post- und dekolonialen Perspektiven. Letztgenannte kritisieren die Hierarchisierung von Wissenssystemen und das Zustandekommen derselben durch die 500 Jahre Kolonialismus, die mit der Entwicklung des kapitalistischen Weltsystems eng verbunden sind. Durch den Eurozentrismus und Okzidentalismus – also eine absolute Fokussierung auf europäische und westliche Sichtweisen - entstand eine epistemische – wissenschaftliche - Monokultur.[171] Die heute dominierende Medizin begann sich ebenfalls an dieser geschichtlichen Schnittstelle der Kolonialisierung und dem Beginn des kapitalistischen Wirtschaftssystems zu entwickeln. Für die Medizin wurde epistemische Gewalt bis jetzt wenig diskutiert. Watters thematisiert die epistemische

---

[171] Überblick zur epistemischen Gewalt: Brunner Claudia: Buchpräsentation „Epistemische Gewalt. Wissen und Herrschaft in der kolonialen Moderne", Alpen-Adria-Universität Klagenfurt, 5.8.2020, https://www.youtube.com/watch?v=wve4dRzF28U&t=2880s.

Gewalt in der Psychiatrie im Zusammenhang unterschied-
licher kultureller Perspektiven von Krankheit und deren
Behandlungsformen[172].

Im deutschen Sprachraum hat Claudia Brunner die verschiedenen Zugänge zur epistemischen Gewalt untersucht
und zusammengefasst. Sie sieht diesen Begriff als ein Bin-
deglied, das verschiede Gewaltformen und Konzepte im
politischen Kontext miteinander verbindet. Das Konzept
soll die Partikularisierung von unterschiedlichen Erklä-
rungsweisen vermeiden, mit der von einem Gewaltbegriff
ausgehend universalisierende Aussagen gemacht werden.
Fragen um Wissen, Dominanz und Herrschaft werden mit
diesem weiter gedachten Gewaltbegriff thematisiert,
wodurch er zur Dekolonisierung der verschiedenen Wis-
sensbereiche beträgt. Der Begriff entstand innerhalb der
Sozialwissenschaften zur Förderung der Selbstreflexion
und deren Weiterentwicklung. Durch unterschiedliche Zugänge zum Begriff Gewalt fließen in diesem verschiedene
wissenschaftliche Traditionen zusammen. Mit der

---

[172] Watters Charles: Three Challenges to a Life Course Approach in
Global Mental Health: Epistemic Violence, Temporality and Forced
Migration in White Ross G., Sumeet Jain, Orr David M.R., Read Ursula M. (Hrsg.): The Palgrave Handbook of Sociocultural Perspectives
on Global Mental Health, Springer, London (2017) S. 237-256.

Thematisierung der epistemischen Gewalt soll ein zu eng verstandener Gewaltbegriff, der oft zu sehr auf physische Gewalt fokussiert, erweitert und Gewalt als Prozess und ein Verhältnis verstanden werden. Brunner untersucht eingehend die verschiedenen Gewaltkonzepte und erklärt, dass im Begriff der epistemischen Gewalt nach Spivak[173] die Gewaltkonzepte der strukturellen und kulturellen Gewalt nach Johan Galtung[174] zusammenfließen, und in ihm gleichzeitig der Begriff der symbolischen Gewalt nach Pierre Bourdieu und der normativen Gewalt nach Judith Butler (eine Gewalt, die dem Wissen selbst innewohnt) mitumfasst ist.[175] Auf diese verschiedenen Gewaltkonzeptionen kann hier nicht näher eingegangen werden. Sie verdeutlichen jedoch die Vielschichtigkeit des Gewaltthemas in der Medizin und im Gesundheitswesen und werfen ein weites - noch zum Großteil unbearbeitetes - Forschungsfeld auf.

---

[173] Spivak Gayatri Chakravorty: Can the Subaltern Speak? In Cary, Nelson Grossberg, Lawrence (Hrsg.): Marxism and the Interpretation of Culture, Urbana Champain (1988) S. 271-313.
[174] siehe Kapitel 1.16.2.
[175] Brunner Claudia: Buchpräsentation, 5.8.2020; Brunner Claudia: Epistemische Gewalt: Wissen und Herrschaft in der kolonialen Moderne, transcript, Bielefeld (2020). Universität Klagenfurt: Epistemic violence https://epistemicviolence.aau.at/index.php/de/startseite/.

Die Themen der Gewaltlosigkeit und Gewaltfreiheit sind in den Sozialwissenschaften stark mit dem Begriff der Moderne verschränkt, die sich unter anderem durch Zuschreibungen von Vernunft, Fortschritt, Entwicklung und Wissenschaft definiert. Dabei scheint immer eine zivilisatorische Überlegenheit durch, die auf den von ihr definierten Fortschrittskriterien beruht. Vor allem in der dekolonialen Debatte Lateinamerikas verweist man auf die verborgene Seite dieser Moderne, die sich durch eine Kolonialität der Macht, des Wissens und des Seins definiert. Die soziale Komponente der Macht, die epistemische Komponente des Wissens und die ontologische Komponente des Seins sind Komponenten der Kolonialität, die einen epistemischen Rassismus und Sexismus, der sich in der Welt, wie sie aktuell organisiert ist, widerspiegelt. Diese Sichtweise erfordert ein viel weiteres Gewaltverständnis als dem, das der Moderne zugrunde liegt.[176]

Grosfoguel analysiert vier Epistemizide im 16. Jahrhundert, in denen durch die Kolonialisierung das Wissen verschiedener Völker unterdrückt und gelöscht wurde. Unter einem Epistemizid versteht man die Unterdrückung und

---

[176] Brunner: Buchpräsentation (2020).

Zerstörung von Wissen. Diese Epistemizide fanden auf der iberischen Halbinsel durch die Verfolgung von JüdInnen und MuslimInnen, in den Amerikas durch das Unterdrücken des Wissens indigener Völker, in Afrika durch die Versklavung von Schwarzen und in Europa durch die Hexenverfolgungen beinahe zeitgleich statt. Die Entwicklung der modernen Wissenschaft ist eng verknüpft mit Kolonialismus, der Unterwerfung bestimmter Menschengruppen und diesen epistemischen Genoziden. Das als wissenschaftlich geltende Wissen inkludiert demnach in seiner Entstehung diese Gewalthandlungen, die Vernichtung und Ausbeutung. Feministische Kreise verweisen auf die Veränderung des Naturverständnisses in dieser Zeitspanne der Epistemizide hin, deren negative Auswirkungen heute überall in der Umweltzerstörung ersichtlich sind. Mit dieser Entwicklung wird heute das Wissen von Männern aus fünf Ländern, nämlich aus Italien, England, Deutschland, Frankreich und den Vereinigten Staaten dem Wissen aller anderen Kulturen als übergeordnet betrachtet. Die aktuelle Wissenschaft ist also begleitet von einem Wissensvernichtungsprozess. Das kapitalistische Weltsystem und die Entwicklung der herrschenden Wissenssysteme wären ohne diese Unterdrückungs- und Vernichtungsprozesse in der Form nicht möglich gewesen. [177]

So gilt auch für die Entwicklung der heute als wissenschaftlich geltenden Medizin, dass diese begleitet von diesem Prozess der Wissensunterdrückung und -vernichtung war. Einer dieser Epistemizide mit der Vernichtung von Wissen und der damit verbundenen Vernichtung von Leben richtete sich gegen Heilerinnen, Hebammen und Ärztinnen, der in den Hexenverbrennungen gipfelte. Historisch und gegenwärtig ist die Entwicklung der hegemonialen Medizin und der wissenschaftliche Erkenntnissgewinn[178] von kolonialen Verhältnissen geprägt.

Auch in den letzten Jahren war es in der Pharmaindustrie nach wie vor gängige Praxis, neue Medikamente und Impfungen in verarmten Bevölkerungsschichten in Ländern des globalen Südens, wie in Lateinamerika, zu testen, in klinischen Studien dort die ethischen Richtlinien dafür zu

---

[177] Brunner (2020); Grosfoguel Ramón: Racismo/sexismo epistémico, universidades occidentalizadas y los cuatro genocidios/ epistemicidios del largo siglo XVI (Epistemischer Rassismus/Sexismus, verwestlichste Universitäten und die vier Genozide/Epistemizide im Laufe des 16. Jahrhunderts) Tabula Rasa Nr. 19, 31-58 (2013).
[178] Zu Humanexperimenten und Kolonialismus siehe Bergmann Anna (2015) S. 247.

umgehen sowie vor Ort korrupte politische Strukturen für diese Vorgehensweisen zu fördern. Die verarmten Menschen sind leichter zu einer Teilnahme an den Studien zu überzeugen, oft fehlt es überhaupt an einer informierten Zustimmung. Menschenrechtsverletzungen und Verletzungen ethischer Normen für klinische Studien sind keine Seltenheit. Die Ausführenden der Studien erhalten millionenschwere Zahlungen, bezahlt wird an die Kollaborateure nicht selten pro Versuchsperson.[179]

Innerhalb des Gesundheitswesens wird die Verteilung von Wissen und Macht, die epistemische Gewalt sowie der Machtmissbrauch und die daraus folgende direkte Gewalt durch diese Aktionen jedoch kaum thematisiert. Im „Weltbericht Gewalt und Gesundheit" 2003 der WHO wird Bezug auf die Kategorisierung Gewalt gegen die eigene Person, zwischenmenschliche Gewalt und kollektive Gewalt

---

[179] Ugalde Antonio, Homedes Núria: El impacto de los investigadores fieles a la industria farmacéutica en la ética y la calidad de los ensayos clínicos realizados en Latinoamérica (Die Auswirkung der treuen Forscher der Pharmaindustrie für die Ethik und die Qualität der klinischen Forschungen, die in Lateinamerika durchgeführt werden), Salud Colectiva, Buenos Aires (2015) 11(1): S. 67-86; Diagonal: Abel Novoa: Ensayos clínicos con los pobres de Latinoamérica (Klinische Forschungen mit den Armen in Lateinamerika) https://www.di-agonalperiodico.net/cuerpo/29841-ciencia-deslocalizada-maquila-doras-ensayos-clinicos-con-pobres-latinoamerica.html, 16.4.2016.

genommen und verschiedene Erklärungsmodelle sowie Handlungs- und Präventionsstrategien dagegen angeboten. Die gewaltvollen Strukturen im hegemonialen Gesundheitssystem kommen dabei nicht zur Sprache.[180]

Auch die Gewalt in der Wissenschaft und durch die Wissenschaft kommen darin nicht vor. Fehlt es an Wahrnehmungen und Fragestellungen aus dieser Perspektive, kann es auch kaum Forschung zu Kausalzusammenhängen von epistemischer Gewalt und dadurch ermöglichten Gewaltformen geben. Das ermöglicht auch weiterhin ein im Untergrund schlummerndes Gewaltpotential und Gewaltausübung.

Viele der heute international angewandten Behandlungsschemata sind in einer Form entstanden, die den Menschen als Maschine wahrgenommen hat. Zahlreiche alternative Behandlungsmöglichkeiten, sowie individuelle, soziale und Umweltfaktoren wurden dabei ausgeblendet. Die Geschichte zum medizinischen Cannabis oder das Ignorieren der Ergebnisse aus der Chronomedizin bieten dafür gute Beispiele. Das aktuell scheinbar einzementierte wissenschaftliche Paradigma in der Medizin ist also äußerst

---

[180] WHO: Weltbericht Gewalt und Gesundheit, Europa (2003).

fragmentarisch. Verbunden mit der Einflussnahme ökonomischer und politischer Machtinteressen ergeben sich daraus Maßnahmen im Gesundheitsbereich, die bei weitem nicht das volle Potenzial an vorhandenem Wissen ausschöpfen.

Auswege und neue Perspektiven

2 AUSWEGE UND NEUE PERSPEKTIVEN

2.1 Care Revolution als Transformationsstrategie im Medizinsystem

2.1.1 Care Ethik, Sorgebeziehungen und Politik

Care im Sinne der Care Ethik soll in der gegenständlichen Arbeit in einem weiten Sinne verstanden werden. Im Englischen umfasst er die Anteilnahme, Versorgung, Zuwendung Mitmenschlichkeit und Verantwortung. Demgegenüber ist der spanische Begriff *cuidado* sehr auf das private, häusliche begrenzt, die *Ética del Cuidado* (Sorgeethik) befasst sich mit dem pflegerischen Handeln in Institutionen, wo sie von medizinischen Fragen weitgehend getrennt bleibt. Im Spanischen wird mit dem Wort Cuidados der politische Aspekt wenig mitgedacht.[181]

Eine Care Revolution, wie sie von Winker Gabriele erstmals thematisiert wurde, beschreibt einen an der

---

[181] Vosman Frans: Kartographie einer Ethik der Achtsamkeit – Rezeption und Entwicklung in Europa, in: Conradi Elisabeth / Vosman Frans (Hrsg.): Praxis der Achtsamkeit: Schlüsselbegriffe der Care-Ethik, Frankfurt am Main, Campus Verlag GmbH (2016) S. 33-52.

Sorgearbeit ausgerichteten gesellschaftlichen Transformationsprozess. Das Ernstnehmen des Wissens aus Sorgebeziehungen dient als Transformationsmotor. In dieser Forschungsarbeit kristallisierte sich heraus, wie groß die Notwendigkeit ist, Wissen aus Sorgebeziehungen in medizinische Fragen und Entscheidungen mit einzubeziehen. In Anknüpfung an feministische Politik zielt die Strategie der Care Revolution darauf ab, das gesellschaftliche Leben ausgehend von den menschlichen Bedürfnissen zu gestalten. Care-Arbeit gilt hier als Bezugspunkt von Veränderungen. Winker entscheidet sich für den Begriff der *solidarischen Gesellschaft*, da der Begriff *solidarisch* in vielen politischen Ausrichtungen positiv konnotiert ist. Sie orientiert sich an grundlegenden Bedürfnissen der Menschen, wobei entscheidend ist, dass dies nicht auf Kosten anderer entsteht. Im Zentrum gesellschaftlichen und ökonomischen Handelns steht nicht mehr die Profitmaximierung, sondern die Befriedigung menschlicher Bedürfnisse. [182]

Wie dramatisch sich ein derartiger Perspektivenwechsel auswirken würde und wie notwendig er wäre, zeigen die Vorkommnisse in Chile, als von einem Tag auf den

---

[182] Winker Gabriele: Care Revolution, Schritte in eine solidarische Gesellschaft, transcript, Bielfeld (2015) S. 140-147.

anderen von Seiten der Gesundheitsbehörde ein Cannabis-Medizinprodukt vom Markt genommen wurde und mehrere Tausend PatientInnen ohne ihre Medizin blieben und damit großes Leid erfuhren. Bei einer konsequenten Ausrichtung auf die Befriedigung menschlicher Bedürfnisse wäre es selbstverständlich, dass eine derartige Entscheidung niemals ohne Anhörung der Betroffenen geschehen dürfte. Derartige Gewaltpotenziale seitens staatlicher Institutionen können bei einer Neuorientierung gesellschaftlicher Grundwerte unter Miteinbeziehung von Care als handlungsorientierende Norm von vornherein ausgeschlossen werden und damit auch Menschenrechte gesichert werden. An diesem konkreten Beispiel wird deutlich, wie dramatisch es ist, wenn von politischer Seite Entscheidungen gefällt werden, ohne die Bedürfnisse der Betroffenen miteinzubeziehen, die in erster Linie die leidvollen Konsequenzen tragen müssen.

Die moralische Kategorie des Miteinbeziehens der Betroffenen bezeichnet eine der Hauptvertreterinnen der Care Ethik Joan Tronto neben vier weiteren Kategorien als „Caring with". In einer demokratischen Gesellschaft müsse – so Tronto – auch Care demokratisch sein. Entscheidungen, die Care-Receiver betreffen, dürften nicht ohne sie getroffen werden. Dies hätte auch eine Transformation der Sorge Praktiken und der Institutionen hin zu demokratischen Institutionen zur Folge. Bedürfnisse dürfen nicht mehr durch mächtigere Mitglieder der Gesellschaft definiert werden, sondern von jenen, die diese Bedürfnisse tatsächlich haben. Die moralischen Kategorien dafür sind Kommunikation, Vertrauen und Respekt, die politisch zu inkludieren sind.[183] Joan Tronto hat die zweite Generation der Care Ethik eingeleitet. Sie hat Care und die Care Ethik aus dem Privaten herausgeholt und Care verstärkt unter dem Blick der politischen Dimension thematisiert. Sie hat auch klar gemacht, dass die moralischen Dilemmata sowie Denk- und Handlungsweisen, die einer Care Beziehung entspringen, nicht nur Frauen, sondern auch Männer betreffen. Demgegenüber haben die Care Ethikerinnen der sogenannten ersten Generation wie Carol Gilligan, Sara Ruddik und Nel Noddings die mütterliche Sorge und die Sorge, die Frauen und Männer den Kindern entgegenbringen, als Urgestalt des Sorgens angesehen. Noddings zeigte auf, dass es sich bei der Motivation dieses Sorgens nicht um eine Motivation, die dem Individuum selbst entspringt,

---

[183] Tronto Joan C.: Caring Democracy, Markets, Equality and Justice, New York University Press, New York, London (2013) S. 169-182.

handelt. Die Motivation für das Handeln entspringt – wie auch in der gegenständlichen Arbeit sichtbar wurde - der Sorgebeziehung. Es handelt sich dabei um Erfahrungen - aufgrund der Rollenverteilung - vorwiegend von Frauen, die von Ethikdiskussionen im Allgemeinen bis dato ausgeblendet wurden. Care-EthikerInnen der dritten Generation fokussieren auf die Verbindung der Fachbereiche und die Gestaltung einer politischen Theorie, die in andere Ethik-Theorien einfließen und diese erweitern sollten. Sie findet dort Anwendung, wo die individualistische Anthropologie zu Problemen führt, wie beispielsweise in Flüchtlingsfragen, beim Rassismus und der Tier- und Umweltethik.[184]

2.1.2 Mamá Cultiva Care Revolution

Umgelegt auf die Aktivititäten der Mamá Cultiva Organisationen und der Fundación Daya ist ersichtlich, dass die Motivation des Handelns mit der Theorie der Care-EthikerInnen der ersten Generation korrelieren. Aufgrund der traditionellen Rollenverteilung sind vor allem Mütter dieser schwerkranken Kinder mit den beschriebenen moralischen

---

[184] Überblick aus Vosman Frans (2016).

Dilemmata-Situationen konfrontiert. Die Suche nach einer Verbesserung der familiären Lebensqualität und die gemeinschaftlichen Aktivitäten entspringen aus den leidvollen Alltagserfahrungen, die in der Beziehung zu den Kindern ihren Ursprung haben. Die Organisationen und deren LeiterInnen sind zudem stark politisch präsent und tragen so auch zur Sichtbarmachung der Konfliktsituationen und der politischen und ökonomischen Machtverhältnisse bei, auf deren Veränderung ihre Aktivitäten abzielen. Der nächste Schritt im Sinne der Care Ethik Theorie wäre die Einbindung dieser Erkenntnisse in die politische Theorie, im konkreten eine Einbindung in Diskurse und Aktivitäten der Medizinethik, von Menschenrechtsdiskursen sowie der Einbindung in Public Health Strategien und das öffentliche Gesundheitswesen. Denn genau durch den Ausschluss der Erfahrungen dieser Menschen, der Pflegenden und der PatientInnen selbst, entstehen eine Reihe von Konflikten, Diskriminierungen, Stigmatisierungen und Eingriffe in Menschenrechte. Diese Missstände können nur durch eine sogenannte Dekolonisierung dieser Erfahrungen, wie es die Care Ethikerinnen der ersten Generation nennen, behoben werden.

Ein großer Teil des menschlichen Daseins ist durch Erhalt oder Geben von Sorge geprägt. Trotzdem fand der Umstand in vielen Moralphilosophien keine Berücksichtigung. Wenn nun das Sorgen ein instinktives, kulturelles oder soziales Verhalten wäre, wäre es keine moralische Entscheidungsgrundlage. Eine Care Ethik muss daher in einem politischen Kontext betrachtet werden, um sie als ethische Grundlage einer Gesellschaft definieren zu können. Die Care Ethik ist eine Praxis und nicht eine Sammlung von Regeln und Prinzipien. Sie erfordert bestimmte moralische Qualitäten und konfrontiert sich meist mit anderen moralischen Dilemmata-Situationen als die gängigen Moraltheorien. Neben der vorgenannten Kategorie des Caring with beschreibt Joan Tronto weitere vier Care Elemente: Caring about - das Bemerken der Notwendigkeit von Sorge. Die damit verbundene Sorgequalität der Achtsamkeit für die Bedürfnisse der anderen dient auch als Basis für echte Beziehung, wodurch die Bedeutung des Anderen stärker in den Mittelpunkt gerückt wird. Voraussetzung für gute Sorge ist aber zuerst die Achtsamkeit für sich selbst. Die Kategorie *caring of* ist durch die Sorgequalität der Übernahme der Verantwortung bestimmt, die biologisch, politisch, kulturell oder individuell motiviert sein kann. *Care-giving*, die konkrete Sorgearbeit ist durch die Kompetenz und das Können als weitere moralische Dimension bestimmend sowie an notwendige Ressourcen geknüpft, um erfolgreich zu sein. *Care-receiving* mit der Antwort auf die Sorge durch die Reaktion des/der SorgeempfängerIn als weitere moralische Kategorie ist deshalb wichtig, weil sich der Empfänger der Sorgeleistung in einer vulnerablen und abhängigen Situation befindet.[185]

Die Care-Ethik ist keine individualistische Ethik, sondern muss im breiteren Kontext im Zusammenhang mit der jeweiligen Situation betrachtet werden. Die Care-Ethik fungiert in diesem Sinne als eine Art Ausfüllhilfe dort, wo andere Moraltheorien zu keiner angemessenen Lösung kommen. Stärkstes Argument für eine Anerkennung als universelle Moraltheorie ist, dass sie nicht vom politischen oder kulturellen Zufall abhängt. Die Kriterien stehen über dem politischen, vielleicht oft korrupten Alltag. Entscheidend für einen Perspektivenwechsel hin zu einer gesellschaftlichen Transformation ist ein Bewusstwerden jeder/s

---

[185] Tronto Joan C.: Moral Boundaries, A Political Argument for an Ethic of Care, Routledge, New York, London, (1993) S. 125-155.

Einzelnen, dass wir alle ständig Bedürfnisse haben und als vulnerable Wesen Care-EmpfängerInnen sind. [186]

Unter diesen Aspekten kann auch das Handeln der AkteurInnen der Mamá Cultiva Bewegung aber auch der OpponentInnen ihres Handelns wie staatlicher Behörden, NachbarInnen, Ex-PartnerInnen, die Anzeigen erstatten, sichtbarer und verständlicher gemacht werden. Das Handeln der Care-Giver ist nach diesen Kategorien moralisch jedenfalls nachvollziehbar und gerechtfertigt. Eine Gesellschaft, in der diese moralischen Grundlagen nicht selbstverständlich sind, also eine Gesellschaft, die nicht demokratisch im Hinblick auf Care gestaltet ist, läuft Gefahr, solche Extremsituationen und Traumatisierungen jener hervorzurufen, die am Meisten vom Leid betroffen sind. Hier bietet die Berufung auf die Menschenrechte für die Betroffenen einen Ausweg und eine Korrekturmöglichkeit, die jedoch in den konkreten Lebenssituationen viel zu spät kommen kann, Schaden und Traumatisierung nicht verhindern, sondern erst im Nachhinein feststellen kann[187].

Schwere moralische Dilemmasituationen der Care Giver schwer kranker Menschen, wie hier der Mamá Cultiva

---

[186] Tronto (1993) S. 131, 148.
[187] Wie im Fall des Selbstmordes Rodrigo Barraza siehe Kapitel 1.12.

Mitglieder und der auf Hilfe Angewiesenen selbst liegen in der Notwendigkeit einer Konfrontation mit politischen und ökonomischen Machtstrukturen und dem Gesundheitswesen selbst begründet. Um konsequent ihren moralischen Verpflichtungen aus der Sorgebeziehung treu zu bleiben, müssen die AkteurInnen sich mit staatlichen Verfolgungen bis hin zu Polizeieinsätzen und Stigmatisierung konfrontieren. Erst eine sorgende Gemeinschaft der Menschen in ähnlichen Lebenssituationen konnte eine Erleichterung dieser Konfliktsituationen und eine Verbesserung der Lebenssituationen ermöglichen. Diesen Rahmen kann offenbar bis dato weder das Medizinsystem noch andere staatliche Einrichtungen bieten. Die staatlichen Instanzen richten sich sogar gegen die Bedürfnisse der SorgeempfängerInnen. Aus der Care Beziehung heraus erwuchs ein Wissen, das vom Standpunkt des konventionellen Medizinsystems aus betrachtet praktisch keine Gültigkeit hat.

Aus den Einzelschicksalen der Menschen, die in Einsamkeit in ihrem täglichen Leid verharren mussten, entstand ein lateinamerikaweites Netzwerk, das bedingt durch die persönliche und familiäre Situation auch auf politischer Ebene aktiv geworden ist. Durch die konsequente Orientierung der Tätigkeit der Fundación Daya und der Mamá

Cultiva Organisation an den Bedürfnissen der PatientInnen selbst entwickelte sich eine Bewegung, die Elemente der Care Revolution, wie die Orientierung an den Bedürfnissen der Care Receiver und Care Giver, an vulnerablen Gruppen sowie auf Gesellschaftsveränderung abzielt, in sich vereint. Mit Kritik an der Ökonomisierung der Medizin und den Aktivitäten zur Herstellung finanziell erschwinglicher Cannabis-Produkte stellen sie die Bedürfnisse der PatientInnen und die Werte der Empathie, der mitfühlenden Liebe, der Verringerung des Schmerzes und der Ermächtigung von PatientInnen als Leitmotive über politisch und gesellschaftlich dominierende Werte der Kapitalakkumulation und Kapitalverwertung und übernehmen Aufgaben, die der Staat als Garant des Menschenrechtes auf Gesundheit nicht erfüllt, obwohl es seine Aufgabe wäre. Dass der Wunsch nach einem guten Leben als Antriebsmotor für das Handeln auch mit einem Streben nach gesellschaftlicher Veränderung – wie es für eine Care Revolution typisch ist[188] - einhergeht, zeigen die politischen Aktivitäten der Gründerinnen von Mamá Cultiva und der Fundación Daya.[189]

Ein auffallender Aspekt dieser Care Revolution ist das Hervorheben der Mutterrolle in Mamá Cultiva, die zu einer transformierenden Veränderung im Gesundheitswesen führen soll. Die lateinamerikanischen Gesellschaften sind durch eine idealisierte und ideologisierte Rolle von Mutterschaft geprägt. Das originäre Patriarchat wurde dem europäischen Patriarchat – zumindest in den spanischsprachigen Ländern - nach spanischem Vorbild - angepasst. Einerseits wird Mutterschaft stark politisiert, andererseits ergeben sich daraus zahlreiche Nachteile und Diskriminierungen. Im Rahmen der Pflege ergeben sich daraus besondere Ansprüche an das Bild der Mutter, das so weit reichen kann, dass Mütter auch gesunde erwachsene Männer pflegen. In der Erwartung von altruistischer Zuwendung und der Vernachlässigung der Selbstsorge wird mit dem Argument der Liebe erwartet, dass Mütter bedingungslos verfügbar sind und die Bedürfnisse anderer selbstverständlich über die eigenen Bedürfnisse stellen. Andererseits verfügen Mütter über eine soziale Machtposition, die den Gesellschaften - verstärkt im ländlichen Raum - ein Sicherheitsgefüge geben. Beeinflusst werden diese Umstände auch durch indigene Kulturen.[190] Genau diese Diskrepanz wird in der Mamá Cultiva Bewegung sichtbar. Zu einem Großteil wird die Sorgearbeit für die schwerkranken Kinder von den Müttern durchgeführt, das Argument der Mutterschaft wird aber auch zur Durchsetzung von Interessen instrumentalisiert. Diese Machtposition ist, wie aus den Geschichten ersichtlich, häufig mit Diskriminierung, Vielfachbelastung und sozialer Schlechterstellung durch die Pflegetätigkeit verbunden. Das Gefühl der mitfühlenden Liebe und Empathie wird in der Fundación Daya aber zum Leitbild definiert und zu einer politischen Forderung und einer gesellschaftlichen Transformationsstrategie erhoben. Die mitfühlende Liebe wird also – im Gegensatz zu den vorigen Ausführungen – als gesellschaftlicher Wert eingefordert und nicht als ein Wert, der zur Selbstaufgabe führen soll. Feministische Kreise sprechen politischen Bewegungen, die Mutterschaft als politisches Argument verwenden, teilweise die Qualität einer feministischen Bewegung ab. Mamá Cultiva verwendet jedenfalls das Argument der

---

[190] Flores Angeles R.L., Tena Guerrero Olivia: Maternalismo y discursos feministas latinoamericanos sobre el trabajo de cuidados: un tejido en tensión (Maternalismus und feministische lateinamerikanische Diskurse über Sorgearbeit: ein gespanntes Netz), Revista de Sciencas sociales, Num. 50, Quito (2014) S. 27-42.

Liebe der Mutter gegenüber dem eigenen Kind als starkes Argument zur politischen Durchsetzung der Interessen und Befriedigung ihrer Bedürfnisse.

Die Aktivitäten der Organisationen zielen auch auf eine Veränderung der ärztlichen Versorgung und Ergänzung deren Ausbildung ab. Die Fundación Daya bietet regelmäßig durch ihr klinisches und wissenschaftliches Team Ausbildungsmodule für ÄrztInnen, ChirurgInnen, ZahnärztInnen und andere im Gesundheitssystem Tätige an. Nach einem Einführungskurs zum medizinischen Cannabis werden Vertiefungskurse in der Endomedizin mit begleitender praktischer Arbeit mit PatientInnen im Online-Modus angeboten.[191]

Für ÄrztInnen bieten die Care Ethik und die Menschenrechte eine hilfreiche Grundlage für ihr Handeln, wo die medizinethischen Prinzipien und Ethikkodizes zu eng gestaltet sind oder interpretiert werden und die konkreten sozialen Kontexte der PatientInnen zu wenig Berücksichtigung finden. Damit haben sie eine Grundlage für die Miteinbeziehung der konkreten Care Situation in ärztliches Handeln, das von medizinethischen Grundsätzen nicht

---

[191] Newsletter der Fundación Daya vom 31.5.2021 neben zahlreichen anderen Ankündigungen.

oder zu wenig erfasst wird. Standardisierte Behandlungsschemata können diese konkreten Situationen oft nicht abdecken, individuelle Situationen und Bedürfnisse wurden bei der Erstellung dieser Schemata nicht ausreichend berücksichtigt. Standardisierte Behandlungen können so in Konflikt mit den Menschenrechten treten, was – sofern Betroffene dafür die Ressourcen und persönlichen Kräfte hätten – zu rechtlichen Auseinandersetzungen mit dieser Art der wissenschaftlichen Medizin führen müsste.

Viele Betroffene berichten von einer radikalen Verbesserung ihrer Lebensqualität durch die Einnahme von medizinischem Cannabis. Durch unklare gesetzliche Regelungen oder Verbote entsteht, wie bereits geschildert, ein Gewaltpotenzial, das in Form von Polizeieinsätzen, in zwischenmenschlichen Beziehungen durch Anzeigen von Ex-PartnerInnen, durch Stigmatisierung zum Ausdruck kommt. So werden weiteres Leid verursacht und undemokratische Machtbeziehungen verfestigt. Durch die Fokussierung auf die Bedürfnisse des Care Receivers bzw. der PatientInnen, werden diese Machtverhältnisse im Medizinsystem noch sichtbarer, die andernfalls lediglich im Untergrund schlummern würden. Die Care Ethik und die Menschenrechte bieten hier eine Grundlage für moralisch korrektes Handeln von ÄrztInnen, Institutionen und Staaten, um PatientInnen besser versorgen zu können.

2.1.3 Care Revolution und die Beziehung zur Cannabispflanze als Teil der Heilung

Einen Paradigmenwechsel zeigt der mehrfach erwähnte Aspekt des Pflegens und der Beziehung zur Cannabis Pflanze als Teil des Heilungsprozesses und des Empowerments für die eigene Gesundheit an. Karina Jouve, Ärztin und Mutter aus Ecuador, die über die Vorteile des Selbstanbaus ausführt, bemerkt: *„Eine Patientin hat dadurch, dass sie so beschäftigt war, ihre Pflanze zu umsorgen, komplett auf ihre Probleme vergessen. Sie fördert ein anderes Bewusstsein für die Gesundheit“*, weiß sie aus ihrer Erfahrung als Ärztin. *„Die Menschen werden sich dadurch bewusst, dass sie auch für ihr Leben sorgen und es kultivieren müssen.“* Die Beziehung zur Pflanze ist somit ein Teil der Sorge für die Gesundheit. *„Auch wie das Endocannabinoidsystem funktioniert, dieses Zusammenspiel ist sehr schön. Du musst der Pflanze dienen, denn die Pflanze wird dann deinem Körper dienen. Die Beziehung Pflanze –*

Mensch ist sehr schön und funktioniert über das Endocannabinoidsystem (Anm.: in unserem Körper)."

Patientin Agustina schildert: *„Du selbst pflanzt dein eigenes Medikament. Du machst es mit viel Liebe, es ist eine so schöne Aufgabe. Du weißt, es ist für dich. Du machst es mit viel Liebe, damit es dir besser geht. Es ist eine schöne Zeitspanne, vom Keimen an bis zu dem Zeitpunkt, in dem die Pflanze fertig ist, um das Öl herzustellen. Das ist Heilung.... Mit dem Cannabis merkst du auch, dass es noch viel mehr gibt, nicht nur die Krankheit."*

Der Aspekt des Sorgens für die Pflanze und die eigene Gesundheit wurde in den Seminaren der Fundación Daya, in denen der Selbstanbau und die Herstellung der medizinischen Produkte gelehrt wird und im persönlichen Beratungsgespräch mit dem Therapeuten Sebastián spürbar. In den Kursen fühlte ich mich als Teil einer Interessengemeinschaft, die auf Sorge für die Gesundheit und für die Pflanze ausgerichtet ist. Diese Sorge um die Pflanze verbindet auch die Menschen miteinander. Von der Auswahl des Cannabissamens, des Ortes, wo er gekauft wird, vom Verstehen des eigenen Körpers mit dem Endocannabinoidsystem, der Phase des Sorgens für die Pflanze, bis zur genauen Beobachtung, welche Wirkung welche

Pflanzensorte auf die eigene Gesundheit hat, steht Beziehungsarbeit in all diesen Aktivitäten im Mittelpunkt.

Der Respekt vor der Pflanze und die Dankbarkeit ihr gegenüber sowie die Begegnung mit ihr bringt eine Haltung zum Ausdruck, die sich von einem anthropozentrischen Weltbild, in dem der Mensch über alles, was Natur ist, autonom herrscht, wegbewegt. Das Verständnis für die Pflanze, die mich heilt und die Sorge für die Pflanze, bevor sie den PatientInnen dienen kann, ist Teil einer Mensch-Natur, hier Mensch-Pflanzen Beziehung, die vom herkömmlichen biomedizinischen Modell, aber auch von anderen alternativen Medizinsystemen, abweicht. Der/die PatientIn selbst wird zuerst zum care-giver und die Pflanze zum care-receiver. Ab dem Zeitpunkt der Ernte werden die Rollen getauscht, die Pflanze wird mit ihren Substanzen zum care-giver, der/die PatientIn zum care-receiver. Diese Betrachtungsweise, die in mehreren Interviews und in den Workshops zum Ausdruck kam, hat das PatientInnenwohl zum Ziel. Die Fundación Daya bietet auch Kurse für TierärztInnen an, die medizinisches Cannabis in ihre alltägliche Praxis miteinbinden können. Nach dem aktuellen

Wissensstand verfügen alle Tiere, mit der Ausnahme der Insekten, über ein Endocannabinoidsystem[192].

Die Verbindung mit der Pflanze und deren Pflege wird Teil eines Heilungsprozesses und Prozesses einer persönlichen Entwicklung des/der PatientIn, ein Prozess, der innerhalb der Reparaturmedizin keinen Platz finden würde. Elemente dieses Verständnisses einer Mensch Natur-Beziehung, von Heilung, Gesundheit und dem Dasein schlechthin finden sich in indigenen und traditionellen Philosophien. Die Beziehung des Menschen zu nichtmenschlicher Natur wird auch in ökofeministischen Diskursen thematisiert.[193] Die Beziehung zwischen dem Menschen und der Cannabispflanze beruht physiologisch auf dem Endocannabinoidsystem eines jeden Menschen.

---

[192] Silver Robert J.: The Endocannabinoid System of Animals (2019) 9, 686; doi:10.3390/ani9090686.

[193] Weitere Ausführungen dazu unter anderem: King Roger H. J.: Caring about Nature, Feminist Ethics and the Environment, Vol. 6, No. 1, Ecological Feminism (Spring, 1991), S. 75-89; https://www.jstor.org/stable/3810034; Powys Whyte Kyle, Cuomo Chris: Ethics of Caring in Environmental Ethics: Indigenous and Feminist Philosophies, in Gardiner Stephen M., Thompsom Allen (Hrsg.): The Oxford Handbook of Environmental Ethics Oxford University Press (2017) S. 234.

Eine Care Revolution, wie sie von Mamá Cultiva ausgeht, stellt Machtstrukturen in Frage, um sie abzubauen und Handlungen an den Bedürfnissen der PatientInnen auszurichten, sowie die Care Beziehung als Erkenntnisquelle für moralisches Handeln zu stärken und diese Themen politisch zu machen. All diese Umstände haben große Auswirkungen auf die Kommunikation in der Arzt-Patienten-Beziehung und im Alltag von PatientInnen, Angehörigen und im Gesundheitswesen Tätigen.

2.2 Ärztlicher Humanismus

Viele PatientInnen und Angehörige beklagen fehlende ärztliche Empathie und ein Arzt-Patientenverhältnis, das von Unverständnis, zeitlichem Druck und der Ökonomisierung des Gesundheitswesens geprägt ist. Auch die im Rahmen dieser Arbeit interviewten Ärztinnen finden klare Worte. *„Eine gute Arbeit zeichnet sich durch eine gute Arzt-Patienten-Beziehung aus"*, ist die Ärztin Antonieta der Fundación Daya überzeugt. *„Wenn wir von mitfühlender Liebe als Motivation für unsere Arbeit sprechen, hören wir: das sind Verrückte, das sind Hippies. Unter meinen Kollegen von der Universität bin ich anerkannt, weil ich* *mit etwas, das nicht konventionell und das interessant ist, arbeite. Von Professoren bekomme ich zu spüren, dass es eine Schande wäre, und sie ignorieren mich. Einer hat mir auf einem Kongress klar zu verstehen gegeben, dass es politisch nicht korrekt wäre, was ich mache. Es wäre keine wirkliche Medizin, das haben sie mir gesagt. Aber ich gehe damit ruhig um. Jeder kann seine Meinung haben. Da könnte ich mit dem besten wissenschaftlichen Papier kommen, sie werden immer recht haben. Hier stelle ich den Arztberuf wirklich in Frage. Ist der Arztberuf mein Ego, wie will ich gesehen werden? Oder ist es wichtig, was ich für die Menschen wirklich mache? Ich spüre, dass es sehr leicht ist, in der Medizin ein Ego zu haben und sich davon zu nähren. Aber das ist leer. Mich erfüllt das nicht. Ich bevorzuge es, von meinen Professoren abgewertet zu werden, aber glücklich zu sein, weil ich etwas mache, das wirklich hilft. Ich fühle mich gut. Ich wäre ansonsten total unglücklich. Wahrscheinlich denken sie das gleiche über mich. Man sollte das Ego aus dem Arztberuf herausnehmen, das würde die Absicht wirklich reinigen, es würde auch zu besseren Ergebnissen für Patienten führen"*, schließt Antonieta kritisch über ihre Zunft.

Mit dem Thema der Arzt-Patienten-Beziehung, den Motivationen und der Psychohygiene der ÄrztInnen befasst sich aus Ärztesicht der uruguayische Intensivmediziner und Psychoanalytiker Humberto Correa. Er sucht seit Jahren einen Weg aus dem Dilemma der Entpersonalisierung der Medizin, die für ÄrztInnen ein hohes Maß an Frustration und eine permanente Burn Out Gefahr mit sich bringt.[194] An der uruguayischen Universität CLAEH hat er Pflichtmodule für Medizinstudierende zum *Ärztlichen Humanismus* entwickelt, in denen er der Entfernung der angehenden Mediziner von sich selbst, wie sie normalerweise während des Studiums passiert, entgegenwirken will. Ärztlicher Humanismus zeichnet sich für ihn in einem Verhalten des/der ÄrztIn und anderer Gesundheitsberufe durch eine empathische, mitfühlende und respektvolle Berufsausübung aus, in der jeder Mensch als ein einzigartiges Wesen anerkannt wird.[195]

Er erinnert sich in unserem Interview besonders an den oft sorglosen Umgang mit Familienangehörigen von Verunfallten. Er nahm einen großen Bedarf nach einer

---

[194] Correa-Rivero Humberto: Humanization (2018), S. 18-21.
[195] Correa Humberto: Humanismo Médico, Fin del Siglo, Montevideo (2016), S. 33; ders.: A Reflection on Love and the Law in Medicine, EC Anaesthesia 4.8 (2018), S. 276-279.

Veränderung in den Umgangsformen wahr. Ärztlicher Humanismus ist eine Schule, die darauf abzielt, das Innere des/der ÄrztIn zu berühren und zu formen, um eine Verhaltensänderung zu bewirkten. Empathie für den Patienten und seine Bedürfnisse werden gefördert und das Fühlen, was der andere denkt und braucht, dieses tiefe Gefühl aus der Seele des/der ÄrztIn, um ein spontanes Verhalten für PatientInnen und ihre Bedürfnisse an den Tag legen zu können. Die mitfühlende Fähigkeit, das Verstehen des Anderen, speziell seines Leides, die auf einer neurophysiologischen Grundlage beruht, soll in den Studierenden stimuliert werden, um im Kampf mit der Tendenz im Menschen zu egozentrischem, aggressivem Verhalten zu gewinnen, so Humberto Correa.

Humanisierung soll auch ein Mittel für ÄrztInnen gegen Unzufriedenheit und Frustration in der Medizin sein. Verschiedene von Correa untersuchten Studien bringen zum Vorschein, dass im Westen ein erheblicher Anteil von ÄrztInnen unter Stress, Burn Out Syndromen und Depressionen leidet. Laut einer amerikanischen Studie[196], an der

---

[196] Taid Shanafelt D., Boone Sonja, Tan Litjen, et al: Burnout and Satisfaction With Work-Life Balance Among US Physicians Relative to the General US Population, Archives of Internal Medicine, 172.18 (2012) S. 1377-1385.

7000 ÄrztInnen teilnahmen, leiden 40% zumindest unter einem Burn Out Syndrom, die Unzufriedenheit mit ihrer Work-Life-Balance ist doppelt so hoch wie in der restlichen Bevölkerung. *„Wenn ein Arzt seine Arbeit verabscheut, wird auch der ärztliche Beistand kalt und entpersonalisiert sein, vielleicht sogar technisch falsch"*, führt Correa aus. Laut einer uruguayischen Studie leiden 43% der befragten ÄrztInnen unter schwerem, weitere 43% unter moderatem Stress, wobei ein großer Teil diesen Umstand auf die Arbeitsbedingungen zurückführt. Nach dieser Langzeitstudie ist auch die Lebenserwartung von ÄrztInnen wesentlich niedriger als die des Bevölkerungsdurchschnitts. Zahlreiche von ihm zitierte Studien auf internationaler Ebene brachten einen hohen Prozentsatz von Depersonalisierung und emotionaler Erschöpfung innerhalb der Ärzteschaft hervor.[197] Correa schildert sein Zusammentreffen mit den französischen Filmemachern, Julia, eine Doktorin der Rechtswissenschaften und dem Fotojournalisten André. Für die Dokumentar-Konferenz „Behind the white coat", eine globale Reflexion über die PatientInnen/Care Giver Beziehung, haben die Beiden

---

[197] Correa-Rivero: Humanization (2018) S. 18-21.

weltweit ÄrztInnen und im Pflegebereich Tätige interviewt[198]. André war durch eigene Erfahrungen durch die kalte und distanzierte Betreuung durch ÄrztInnen geprägt. Später erfuhr er, dass in seinem Land mehr als die Hälfte der ÄrztInnen ihren Beruf lieber aufgeben würden. *„Wir hätten uns niemals vorgestellt, dass es so ein großes Bedürfnis von Health-Care Gebern gibt, ihr Unglücklichsein über die Beziehung zu ihren Patienten auszudrücken. Einerseits wurde die Care Giver-Patienten-Beziehung die letzten Jahre entwickelt, gleichzeitig stieg die Zahl der Depressionen, Burn-out und Selbstmorde unter den Care Givern"*, schildern die beiden auf ihrer Website und im Einleitungsfilm zur Konferenz. Gemeinsam hat Correa mit den Beiden die Utopie, dass ein Arzt ein exzellenter Kliniker auf wissenschaftlicher Basis sein müsse und ein Humanist zur selben Zeit, die Empathie, die Kunst und die Affektivität praktizierend. Mit ihrer Arbeit wollen sie eine Lücke zwischen den zwei Kulturen schließen.[199] Dies führte dazu, dass Correa sich fragte, welche Kräfte und Einflüsse bewirkten, dass sich Empathie und Mitgefühl zu

---

[198] https://www.danaecare.com/home/documentary-eng/
[199] The Hippocrates Conferences, https://www.facebook.com/pg/thehippocratesconferences/posts/?ref=page_internal.

Missgläubigkeit und Zynismus entwickeln. Als Gründe dafür erkennt er (1.) in der dominanten westlichen Kultur mit ihrer Überbewertung von Wohlstand und individuellem Erfolg, (2.) das bürokratische, meist profitorientierte Funktionieren der großen Wohlfahrtsorganisationen, (3.) die Konzerne, die Medikamente und medizinische Geräte unter strengem Einfluss der Marktgesetze herstellen, (4.) jedoch räumt er ein, dass der Markt und die Unternehmen essentiell seien, deren Dominanz bei Angebot und Nachfrage unkontrolliert aber unfair ist, dies umso mehr, als Gesundheit ein universelles Recht und nicht ein Handelsprodukt wäre. *„Wenn es hier keine Kontrolle gibt, ist das für Patienten brutal. Die Nachfrage beruht auf Schmerz. Sie ist unlimitiert, es gibt keine Regulierung durch den Kunden, da er ohne diese Waren,* (gemeint die Medikamente und die medizinischen Geräte), *nicht sein kann. Der Preis dafür ist daher der Gier der Anbieter überlassen, der unkalkulierbare Extreme erreichen kann,"* so Correa. Auch wenn darauf kein unmittelbarer Einfluss genommen werden kann, so gibt es doch laut Correa Möglichkeiten, folgende Faktoren zu verändern: (1.) die Dehumanisierung der medizinischen Curricula, die die Ärztekarriere nach dem biologistischen Modell vorzeichnen, (2.) weiters die

Hierarchien zwischen den Care-Teams und den Lehrenden,
(3.) ein verstecktes Curriculum, (4.) das Fehlen von spezifischen Trainings-Strategien zur Humanisierung der Medizin durch Förderung von Sensitivität und Empathie in den Studierenden. Die Studierenden bekämen im Allgemeinen keine Fertigkeiten vermittelt, um die negativen Faktoren der Health Care Umgebung bekämpfen zu können, ihre kommunikativen Fähigkeiten und Resilienz zu stärken und mit den schwierigen Themen ihrer Arbeit wie Schmerz, Krankheit, Begegnungen mit Angehörigen Schwerkranker und dem Tod umgehen zu können. Correa will damit keinesfalls die zahlreichen Faktoren im Gesundheitswesen ignorieren, fordert aber von den multinationalen Konzernen zumindest *ein paar Tropfen Altruismus.* [200]

Humanismus und Professionalität verhalten sich nach Ansicht Correas zueinander wie die Liebe und das Gesetz. Der Professionalität liegen Regulierungen, Richtlinien und Gesetze zugrunde, während es beim Humanismus darum geht, den anderen als eine Person wahrzunehmen, die es wert ist, umsorgt, respektiert und mitfühlend behandelt zu werden. Dafür braucht es keine Richtlinien, das ist ein

---

[200] Correa-Rivero Humberto: Humanization (2018).

innerer Impuls. Die Erfüllung liegt darin, zu sehen, dass es dem anderen besser geht. So wie alle Menschen ambivalent sind, entscheiden sich manche, die Liebe wachsen zu lassen, während die meisten der Ärzte, so Correa, auf die Seite der egoistischen Haltung mit einem Mangel an Empathie tendieren. Würden alle Menschen Liebe walten lassen, wäre das Recht überflüssig. Da Egoismus dominiere, sind die Gebote der Professionalität und des Rechts unabdingbar. Aus diesem Grund entwickelte er für angehende MedizinerInnen das Ausbildungsprogramm, da diese Menschen gerade dabei sind, ihre Identität als ÄrztInnen zu entwickeln. Die Studierenden bekommen dabei Aufgaben, wie diese, mit den PatientInnen Gespräche zu führen. Danach müssen sie darüber Arbeiten verfassen, sowie persönlich und in Kleingruppen reflektieren. *„Die Studierenden sind oft sehr berührt und wundern sich, wie sehr die Patienten Gespräche, auch wenn sie nur kurz sind, benötigen, "* führt Correa aus. Die Studierenden müssen aber beides lernen, Empathie und Professionalität. Er verweist auch auf die Burn Out Gefahr, wenn Ärzte sich zu stark involvieren. Kommunikation, Teamgeist, psychologische und spirituelle Fähigkeiten werden dabei gefördert und praktiziert, beispielsweise die Überbringung schlechter Nachrichten an Patienten und Angehörige. Ärztlicher Humanismus ist jedoch nicht zu verwechseln mit den ärztlichen Geisteswissenschaften, die sich mit Themen aus Kunst und Literatur in der Medizin befassen.[201] *„In einer Innenschau müssen die Studierenden über ihre Gefühle, wie Machtlosigkeit oder Wut reflektieren,"* führt Correa aus. Die Erfahrung ist entscheidend, nicht nur die Wissensvermittlung über bestimmte geisteswissenschaftliche Themen. Gestützt ist dieser Ansatz auf die Psychoanalyse und Erkenntnisse aus der Neurobiologie, insbesondere des portugiesischen Neurobiologen Antonio Damasio, dessen Werk „Descartes´ Irrtum" internationale Bekanntheit erlangte. *„Es werden bewusste, respektvolle Umgangsformen mit Patienten gelehrt, zum Beispiel eine Bitte, einen Körperteil berühren zu dürfen oder Erklärungen, warum der Bauch berührt werden muss. Durch Beobachtungen in den Krankenhäusern werden diese Unterschiede und Notwendigkeiten den Studierenden bewusst, immer mit dem Fokus des Respekts für das Leid des Patienten. Der Patient muss in seiner Gesamtheit wahrgenommen und umfassend informiert werden. Die Behandlung ist eine Kooperation und beruht auf*

---

[201] Correa-Rivero: Love and Law (2018).

einem Prinzip der Brüderlichkeit, der Empathie und des Mitgefühls," ist Correa überzeugt. *„Die Studierenden erkennen dann, wie wichtig diese Tätigkeit ist und sind mit den Ergebnissen sehr zufrieden. Die Ergebnisse sind großartig, die Studierenden müssen ihre inneren Veränderungen und die Reflexionen darüber auch dokumentieren. Der Arzt muss aber auch Humanist mit sich selbst sein,"* erklärt er, und: *„ein Arzt, dessen Empathie gestorben ist, muss die Arbeit mit Patienten beenden".*[202] Eine gute Ausbildung im Humanismus ist eine starke Waffe, um die äußeren Faktoren und Umstände eines Arztes zu neutralisieren[203]. *„Wir wollen Menschen ausbilden,"* schließt Correa, der sich sichtlich mit ganzem Herzen seiner Berufung widmet und als emeritierter Dekan der CLAEH Universität noch ein Bachelorstudium zum Ärztlichen Humanismus installieren möchte. Dabei will er den Studierenden und angehenden ÄrztInnen auch helfen, sich nicht von ihrem eigenen Schmerz abwenden zu müssen. *„Das sind die Führungskräfte von morgen, sie haben eine Chance, etwas in diesem kalten System zu ändern,"* führt er aus.

---

[202] Correa-Rivero (2016) S. 169-194.
[203] Correa-Rivero: Humanization (2018), S. 20.

2.3 Erfordernis einer Integrativen Medizin

Die technische Entwicklung in der Medizin und die mechanische Sichtweise des Menschen eröffneten unter anderem viele Möglichkeiten in der Intensiv-, Transplantations- und Reproduktionsmedizin. In vielen anderen Bereichen wie der Behandlung von chronischen Erkrankungen werden durch Behandlungen nach diesem Paradigma jedoch große Schäden angerichtet.[204]

Enthumanisierte Medizin, zynische Konfliktsituationen, Gewalt auf verschiedenen Ebenen, der Vorrang ökonomischer und politischer Machtinteressen gegenüber Leidminderung und Empathie, wie sie in dieser Arbeit zum Vorschein kamen, zeigen die dringende Notwendigkeit einer Richtungsänderung in der Medizin und im Gesundheitswesen auf. Die menschenrechtlichen und ethischen Grundlagen dafür sind auf internationaler Ebene – betrachtet aus verschiedenen kulturellen Perspektiven - vorhanden. Eine Hinwendung zu einer Integrativen Medizin und eines Paradigmenwechsels ist unumgänglich, sollten diese

---

204 Schubert Christian (2018) IX.

ethischen und menschenrechtlichen Rahmenbedingungen aus einer globalen, pluralistischen und multikulturellen Perspektive ernst genommen werden.

Das gegenwärtige hegemoniale Medizinsystem und dessen Organisation basiert auf dem anthropozentrischen Weltbild und der Trennung von Geist und Körper im Sinne René Descartes und dessen Vorstellung der Möglichkeit der Zerlegung des Menschen in Einzelteile. Der Mensch wird überwiegend als „anatomisches Modell und Ansammlung von Symptomen und Diagnosen wahrgenommen." Dadurch sind die hegemoniale Medizin und das Gesundheitssystem in einem „Ordnungs- und Fragmentierungsmuster" gefangen. [205]

Diese Vorstellung, die bis dato weder im medizinischen Curriculum noch in den gängigen Forschungsvorhaben überwunden wurde, wirkt sich auf die Krankenhausorganisation und den zwischenmenschlichen Umgang in diesen Einrichtungen aus. Die so den menschlichen Bedürfnissen nicht gerecht werdende Betreuung führte seit dem Ende der 1960-er Jahre von Großbritannien ausgehend zur Entstehung der neuzeitlichen Hospizbewegung. Sie hat das Ziel,

---

[205] Wegleitner Klaus (2012) S. 72.

den PatientInnen und deren Angehörigen im letzten Lebensabschnitt eine umfassende Betreuung – unter Miteinbeziehung der körperlichen, psychischen, sozialen, spirituellen und kulturellen Dimensionen – zukommen zu lassen.

Mit dieser Entwicklung einhergehend entstand auch die Palliativmedizin, die als eine lindernde Medizin in der letzten Lebensphase verstanden wird, um die Lebensqualität der Betroffen zu verbessern und den Sterbeprozess würdevoller zu gestalten.[206] In der Palliativmedizin haben ganzheitliche Betreuungsansätze mittlerweile große Fortschritte gemacht, um die Menschen und deren Angehörige umfassend zu betreuen. Auch komplementäre Therapieformen haben dort Einzug gefunden.[207] Die WHO fordert von den Staaten die Stärkung von Palliative Care als einen Schlüsselsektor in der Primärversorgung, da aktuell

---

[206] Baumgartner Johann: Hospiz- und Palliative Care – Definitionen, abgestufte Versorgung, Organisationsformen und Bedarf in Bernatzky Günther, Sittl Reinhard, Likar Rudolf (Hrsg.): Schmerzbehandlung in der Palliativmedizin, 3. Auflage, Springer, Wien, New York (2012) S. 7-16; Heller Andreas, Pleschberger Sabine: Zur Geschichte der Hospizbewegung in Bernatzky Günther, Sittl Reinhard, Likar Rudolf (Hrsg.): Schmerzbehandlung in der Palliativmedizin, 3. Auflage, Springer, Wien, New York (2012) S. 17-24.
[207] Bernatzky Günther, Sittl Reinhard, Likar Rudolf (Hrsg.): Schmerzbehandlung in der Palliativmedizin, 3. Auflage, Springer, Wien, New York (2012).

geschätzt nur 14% der Menschen weltweit, die Palliativ-Versorgung bräuchten, diese auch bekommen.[208]

Da das mechanische Menschenbild auch wissenschaftlich längst widerlegt ist[209] und es keine menschenrechtliche Grundlage für den Ausschluss alternativer, komplementärer und traditioneller Medizinen gibt, darf die Anwendung dieser Therapien nicht auf die Palliativversorgung begrenzt bleiben. Es gibt weder eine menschenrechtliche noch eine ethische Grundlage dafür, einen ganzheitlichen Ansatz nur für Menschen mit einer unheilbaren Erkrankung und mit begrenzter Lebenserwartung anzuwenden. Alle Hilfesuchenden haben einen menschenrechtlichen und moralischen Anspruch darauf, bei der Behandlung einer Erkrankung in ihrer Ganzheit wahrgenommen zu werden und frei – eine an ihre Situation angepasste Therapie – wählen zu können, ohne dabei von der konventionellen Medizin ausgeschlossen zu werden, was aktuell bei alternativen Therapieentscheidungen ein erhebliches Problem darstellt.

All diese Umstände im derzeit herrschenden Medizinsystem zeigen eine dringende Weiterentwicklung des

---

[208] WHO: Palliative Care https://www.who.int/health-topics/palliative-care.
[209] So durch die Chronomedizin (siehe Hildebrandt et al, 2013) und die Psychoneuroimmunologie (siehe Schubert 2018).

aktuellen schulmedizinischen Systems hin zu einer Integrativen Medizin an. In der Integrativen Medizin stehen nach der Definition Krenners die konventionelle Medizin und ganzheitlich orientierte Ansätze traditioneller, komplementärer und alternativer Medizinsysteme, wie zum Beispiel die Traditionelle Chinesische Medizin, die Homöopathie und die Pflanzenheilkunde gleichwertig nebeneinander den Menschen zur Verfügung. Das gegenwärtige Gesundheitssystem ist nach Krenner ein „Krankheitssystem", das die Lebensprozesse reduziert.[210] Der deutsche Arzt Peter Matthiesen, Begründer des Dialogforums Pluralismus in der Medizin, stützte seine Aktivitäten zur Stärkung der Integrativen Medizin auf die in den USA vom „Academic Consortium for Integrative Medicine and Health" veröffentliche Definition: „Integrative Medizin ist die Praxis der Medizin, die die Bedeutung der Beziehung zwischen Arzt und Patienten betont, sich auf die ganze Person fokussiert, sich auf Evidenz stützt und alle angemessenen Möglichkeiten für Therapie und Lebensweise, von Gesundheitsberufen und -disziplinen nutzt, um optimale

---

[210] Krenner Lothar: Integrative Medizin, die Wiederentdeckung der Ganzheit, in Frass Michael, Krenner Lothar (Hrsg.): Integrative Medizin, evidenzbasierte komplementärmedizinische Methoden, Berlin, Springer (2019) S. 3-21.

Gesundheit und Heilung zu erreichen." Damit soll ein unvoreingenommenes Ausschauhalten nach den besten Therapieansätzen für den individuellen Patienten ermöglicht werden, bei dem die Parteilichkeiten zwischen den einzelnen Richtungen hintangestellt werden sollen.[211]

Mit einem ganzheitlichen Blick beschäftigen sich die Chronobiologie und die Chronomedizin[212] mit der Erforschung der Rhythmen des Menschen und deren Interdependenz mit der Umwelt. Eine Störung dieser Rhythmen führt zu Krankheit. So erhöht sich unter anderem auch das Risiko, an Krebs zu erkranken. All diese Erkenntnisse basieren auf technisch messbaren Grundlagen. Die Synchronisierung der Rhythmen dient der Gesundheitsvorsorge und unterstützt die Heilung. In der Forschung zur Chronopharmakologie konnte nachgewiesen werden, dass erwünschte und unerwünschte Wirkungen von Medikamenten sowie ihre Toxizität und Letalität tageszeitenabhängig sind und die Durchführung von Therapien zu bestimmten Tageszeiten wirkungsvoller sind und geringere Nebenwirkungen verursachen. Es bestehen enge Wechselbeziehungen mit den rhythmischen Abläufen der physiologischen

---

[211] Matthiesen Peter F. (2018) S.174.
[212] Hildebrandt G. et.al. (2013).

Funktionen.[213] In Tierversuchen wurde nachgewiesen, dass die Heilungserfolge und die Mortalitätsraten nach der Verabreichung von Zytostatika wesentlich von der Tageszeit der Behandlung abhängen. Dosierungen könnten so reduziert werden, was bei diesen hochtoxischen Chemotherapiepräparaten Auswirkungen auf die Überlebenschancen der PatientInnen haben kann.[214] Trotzdem wurden diese Studienergebnisse aus den 1980-er Jahren nicht weiterverfolgt, die Verabreichung von Medikamenten ist weiterhin an die maschinenförmige Krankenhausorganisation anstatt an die individuellen PatientInnenbedürfnisse angepasst, die im Falle der Chronomedizin sogar mit technischen Messungen[215] belegt werden könnten. Diese Erkenntnisse könnten bei der Verabreichung von hochtoxischen Medikamenten schwerste Nebenwirkungen verhindern, verringern oder unter Umständen sogar den Tod verhindern. Abgesehen davon, dass die Chronomedizin viele Erkenntnisse zur Gesundheitsvorsorge in privaten und beruflichen Kontexten liefert, ist nicht ersichtlich, aus welchen Gründen im

---

[213] Lemmer (1984) S. 17ff.
[214] Lemmer (1984) S. 52.
[215] Infos dazu Human Research Institut Weiz http://humanresearch.at/newwebcontent/.

229

klinischen Bereich keine weiteren Forschungen veranlasst werden.

Die Psychoneuroimmunologie (PNI), die auf das bio-psycho-soziale Modell von Engels und Egger[216] aufbaut, befasst sich mit den Wechselwirkungen von Nerven-, Hormon-, Immunsystem und Psyche. Sie überwindet den Dualismus der Trennung von Leib und Seele. Sie zeigt auf wissenschaftlicher Ebene, wie die Systeme im Körper miteinander vernetzt sind und erforscht die Verbindungen zwischen Körper, Psyche und dem sozialen Umfeld. Subjektives Erleben wird nicht mehr, wie beim biomedizinischen Maschinenmodell, als unwissenschaftlich abgetan, sondern auf eine gleichwertige Ebene mit körperlichen Vorgängen gestellt. Während in der Biomedizin Fakten angesammelt werden, die getrennt voneinander betrachtet werden, weist die PNI nach, dass alle Systeme miteinander verbunden sind und baut darauf ihre Forschungen auf.[217] Diese Forschungstätigkeiten setzen die Arbeiten der Wissenschaft der Psychosomatik fort. Deren bekannte Vertreter Uexküll und Wessiak befassten sich bereits Jahrzehnte vorher umfassend mit der Kontroverse „Organismus als

---

[216] Egger J.W. (2005) S. 2, 3-12
[217] Schubert (2018) S. 1ff.

System oder Maschine“. Sie fordern nicht nur einen Paradigmenwechsel in der Medizin, sondern sprechen von einem Syntagmenwechsel, der die Auffassung von Wissenschaft vollkommen verändern müsste[218]. Beim Maschinenmodell handelt es sich nach Uexküll nicht um einen Leib-Seele Dualismus, sondern um einen *Leichen-Seele Dualismus*, deren Erkenntnisse durch Leichensektionen gewonnen wurden. Diese beiden Autoren beschreiben, wie sehr sich die starre Wissenschaft dagegen wehrt, neue Theorien anzuerkennen und umzusetzen. Die hegemoniale Wissenschaft hält an Vorstellungen fest, die wissenschaftlich längst widerlegt wurden. Das Paradigma des mechanischen Menschenbildes hat die letzten Jahrhunderte die Gesundheitsberufe, medizinische Behandlungen und Ausbildungen geprägt. Wissenschaftliche Vorhaben wurden überwiegend von dem bestehenden Paradigma dominiert und gleichzeitig begrenzt.[219] Das Krankheits- und Menschenverständnis beeinflusst jedoch ganz erheblich

---

[218] Uexküll Thure von, Wesiack Wolfgang: Theorie der Humanmedizin, Grundlagen ärztlichen Denkens und Handelns, Urban &Schwarzenberg, München 3. Auflage (1998) S. 43.
[219] Uexküll, Wesiack (1998) S. 40f.

die Art der Behandlung und den Umgang mit PatientInnen[220].

Was in der Notfallmedizin und in Akutsituationen Leben rettet, kann sich bei undifferenzierter Anwendung in allen Gesundheitsbereichen sehr nachteilig auswirken. Durch den Ausschluss all dieser beispielhaft genannten Erkenntnisse und Therapieformen entstehen Schäden auf individueller und kollektiver Ebene. Für die wissenschaftliche Forschung müssten neue Designs unter Berücksichtigung dieser Ergebnisse und völlig neue interdisziplinäre Methoden[221] entwickelt werden. Die meisten Forschungsdesigns, epidemiologische Studien und viele der aktuell angewandten Forschungsprotokolle entstanden unter dem Ausschluss abweichender Wissensformen, wie bereits im Kapitel der epistemischen Gewalt dargelegt wurde.

---

[220] Fischer Gisela: Das Menschenbild im klinischen Alltag, in Girke Matthias, Matthiessen Peter F. (Hrsg.): Medizin und Menschenbild, VAS Verlag, Bad Homburg (2015) S. 175-183; Girke Matthias: Medizin und Menschenbild, Anthroposophische Medizin, in Girke Matthias, Matthiessen Peter F. (Hrsg.): Medizin und Menschenbild, VAS Verlag, Bad Homburg (2015) S. 185-212.
[221] Sützl-Klein H.: Komplementär- und integrativmedizinische Forschungsprojekte in Frass Michael, Krenner Lothar (Hrsg): Integrative Medizin, Evidenzbasierte komplementärmedizinische Methoden, Berlin, Heidelberg Springer (2019) S. 1003f.

Weltweit verzeichnen die Gesundheitssysteme eine Zunahme chronischer Erkrankungen und eine Eskalation der Gesundheitssorgekosten. PatientInnen und Gesundheitseinrichtungen selbst fordern eine Revitalisierung der Gesundheitsdienste mit einer stärkeren individuellen Gesundheitssorge. Dies bedeutet auch einen stärkeren Zugang zu alternativen, komplementären und traditionellen Therapieformen. In Europa gibt es über 100.000 Millionen Menschen, die traditionelle oder komplementäre Medizinformen anwenden. Noch viel mehr Menschen wenden diese Therapien in Nordamerika, Afrika, Asien und Australien an. Ein großes Problem stellt die Krankenhaus- und krankheitsorientierte Gesundheitsversorgung dar. Deren ineffiziente Ausrichtung könnte nach den Vorgaben der WHO in einen positiven Beitrag zur Eingliederung qualitätsvoller traditioneller und komplementärer Medizinen in die universelle Gesundheitssorge umgewandelt werden. In Europa nimmt die Zahl der ÄrztInnen mit Interesse an komplementären und traditionellen Therapieformen zu, in Japan wenden 84 % der ÄrztInnen die traditionelle Kampo Medizin[222], eine Weiterentwicklung der Traditionellen

---

[222] Kuchta Kenny, Traditionelle Japanische Medizin-Kampo, Zeitschrift für Phytotherapie 2014; 35: S. 224-227.

Chinesischen Medizin an, die Volksmedizin und Schulmedizin vereint.[223]

Wie groß der Kommunikations- und Informationsbedarf - auch innerhalb der Ärzteschaft des hegemonialen Systems - ist, zeigt eine von lateinamerikanischen kinderonkologischen Einrichtungen in Auftrag gegeben Studie, die unter anderem herausfinden sollte, welcher sozialen Schicht Eltern angehören, die alternative oder komplementäre Therapien während der onkologischen Behandlungen ihrer Kinder anwenden. Bei der Studie stellte sich unter anderem heraus, dass bei einem höheren Bildungsgrad der Mutter sich auch der Prozentsatz der Anwendung komplementärer Therapien erhöhte. In Argentinien war auch der höhere Bildungsgrad des Vaters signifikant. Es ist allerdings nicht ersichtlich, inwieweit diese Studie oder darauf aufbauende weitere Studien zu einer Verbesserung kinderonkologischer Behandlungen unter Berücksichtigung ganzheitlicher Therapieformen führen sollte, obwohl dies dringend geboten wäre.[224]

---

https://www.thieme.de/de/naturheilverfahren/traditionelle-japanische-medizin-kampo-82896.htm
[223] WHO Traditional Medicine Strategy 2014-2023 (Kapitel 1.14).
[224] Rocha Valeria, Ladas Elena J., Lin Meiko, Cacciavillano Walter, Ginn Elizabeth, Kelly Kara M., Chantada Guillermo, Castillo Luis:

Eine Reihe von Defiziten und Bedürfnissen, wie sie auch in dieser Arbeit zum Vorschein kamen, sowie wissenschaftliche Ergebnisse und Erfahrungswerte machen es unumgänglich, auf Basis menschenrechtlicher Bestimmungen, medizinethischer Normen und care-ethischer Erkenntnisse das hegemoniale Medizin- und Gesundheitsversorgungssystem und dessen Institutionen sowie die medizinischen Ausbildungen in Richtung einer Integrativen Medizin weiterzuentwickeln, in der jede Disziplin ihre Stärken und Grenzen anerkennen muss, wenn sie wirklich den hilfesuchenden und notleidenden Menschen dienen will. Wie bereits erwähnt, haben bis dato ganzheitliche Ansätze verstärkt in der Palliativversorgung Einzug gefunden. Es gibt jedoch keine Grundlage, eine ganzheitliche Sichtweise auf die Palliativmedizin zu beschränken. Integrative Medizin mit all den nötigen Informationen müsste jedem Menschen zugänglich sein, innerhalb derer wirkliche Entscheidungsfreiheit ausgeübt werden soll. Dies würde zu einer *vollorchestrierten Gesundheitsversorgung*[225] führen,

---

Beliefs and Determinants of Use of Traditional Complementary/Alternative Medicine in Pediatric Patients Who Undergo Treatment for Cancer in South America, Journal of Global Oncology, issue 6, 701-710 (2017), https://ascopubs.org/doi/10.1200/JGO.2016.006809.
[225] Matthiessen (2018) S. 174.

bei der jeder Mensch die Therapieform oder die Kombination an Therapien wählen könnte, die er nach eingehender Beratung als für sich am angemessensten empfindet.

Zusammenfassung und Ausblick

3 Zusammenfassung und Ausblick

Auf der Suche nach einer Verbesserung der Lebensqualität und Verringerung von Leid erwuchs über den gesamten lateinamerikanischen Kontinenten mit *Mamá Cultiva* ein Netzwerk der Ermächtigung und des Beistandes. Die Bewegung entstand aus den Bedürfnissen der Betroffenen und dem Wissen, das den Sorgebeziehungen entsprungen ist. Defizite im Gesundheitswesen und der medizinischen Versorgung gebündelt mit dem alltäglichen Leid durch die schwere Erkrankung der Kinder beschleunigten das Entstehen einer Bewegung, die den Betroffenen auf persönlicher Ebene Hilfe und Rückhalt gibt und die auf politischer und gesellschaftlicher Ebene aktiv ist. Wo zuvor die AkteurInnen noch allein gelassen agierten und versuchten, ihren Lebensalltag zu bewältigen, entwickelte sich eine Empowerment-Bewegung, die sich gegen Machtstrukturen im Gesundheitswesen und staatliche Repressalien behaupten muss, damit ihre Mitglieder eine bessere Lebensqualität erlangen. Unterstützt von der Fundación Daya entwickelte sich eine Gemeinschaft, die die Bedürfnisse der Betroffenen und Leidtragenden in den Mittelpunkt ihrer Aktivitäten stellt. *Daya*, aus dem Sanskrit übersetzt *mitfühlende Liebe* und Empathie sind tragende Werte, um ein besseres Leben und eine bessere Welt zu gestalten.

In der Zeit der Forschungstätigkeit standen sehr stark das Thema der Gewaltübergriffe von staatlichen Organisationen und die juristischen Auseinandersetzungen um Verhaftungen wegen des Besitzes von Cannabispflanzen im Vordergrund. Bei den Interviews, vor allem dem spontanen, ungeplanten Gruppeninterview mit den Müttern schwerkranker Kinder stellte sich die Bedeutung des Empowerments durch die Stütze einer sorgenden Gemeinschaft sowie die Ohnmacht, wenn Erkenntnisse, die aus Sorgebeziehungen resultieren, ignoriert werden, in den Vordergrund.

Der persönliche Einstieg in den Empowerment-Prozess durch die Teilnahme an Kursen der Fundación Daya zum Selbstanbau von Cannabis und zur Herstellung der Medizin eröffneten mir eine Möglichkeit, die Bedeutung von Empowerment in Gesundheitsfragen am eigenen Leib nachzuvollziehen. Ich habe es als sehr hilfreich empfunden, zu wissen, dass es ExpertInnen gibt, die jederzeit unterstützend und beratend zur Seite stehen können. Gleichzeitig gab es ein Stück Vertrauen, über eine Möglichkeit Bescheid zu wissen, die durch Eigeninitiative sehr hilfreich für die eigene Gesundheit sein kann. Auch das Wissen darum, dass es ein aktives Netzwerk von Betroffenen und AnwenderInnen gibt, vermittelte mir Ruhe. Die Forschungsarbeit mit der Vermischung der Betroffenenrolle war mir in der Form aber nur möglich, weil wir uns in keiner Akutsituation mehr befanden und auf diese Hilfe nicht mehr angewiesen waren.

Die Motivationen für das Entstehen der Organisationen waren in erster Linie in der Unzufriedenheit mit den bestehenden Gesundheitseinrichtungen, der mangelhaften Versorgung und dem Nichtfinden der Hilfe im konventionellen Medizinsystem begründet. Die Gründung der Fundación Daya war eine Antwort auf die große Nachfrage und die dringende Notwendigkeit vieler Betroffener, ihr Leid zu verringern.

Die so entstandene Gesundheits-Empowerment Bewegung außerhalb der staatlichen Strukturen ermächtigt zigtausende Menschen über den gesamten lateinamerikanischen Kontinenten, Eigeninitiative durch den Selbstanbau von Cannabis für ihre Gesundheit zu ergreifen. Zu den hilfreichen Faktoren für diese Ermächtigungswelle gehören das Bilden von Gemeinschaften durch Gleichgesinnte sowie die Zurverfügungstellung von zuverlässigen medizinischen und rechtlichen Informationen. Die Beziehungsstärkung auf allen Ebenen, der Menschen zu sich selbst, der Beziehung zur Gemeinschaft und die Beziehung zur Pflanze als Teil von Empowerment und Heilung sind wesentliche Faktoren auf dem Weg zu einer Verbesserung der Lebensqualität. Als großer Schwachpunkt wurde sowohl von PatientInnen als auch von ÄrztInnen selbst die mangelhafte Ausbildung und das Informationsdefizit von ÄrztInnen zum medizinischen Cannabis aufgezeigt. Durch politische Aktivitäten, Informations- und Fortbildungsveranstaltungen sowie rechtliche Unterstützung der Betroffenen können immer weitere Kreise von Notleidenden erreicht werden, wodurch auch in etlichen Ländern bereits gesetzliche Änderungen zugunsten des Selbstanbaus erwirkt werden konnten. Die Menschenreche bilden für diese Aktivitäten eine wesentliche Grundlage, um so auch Machtstrukturen und einseitig ausgerichtete wissenschaftliche Aktivitäten in Frage zu stellen und neue Initiativen in der Forschung zu erwirken.

Das aktuell staatlich legitimierte Medizinsystem ist monokulturell ausgerichtet. Ganzheitliche Sichtweisen des Menschen sowie traditionelle und alternative Wissensformen werden ausgeblendet, ignoriert und diskriminiert.

Dieses System entstand in den letzten 400 Jahren, ausgerichtet an Marktprinzipien und an einem mechanischen, obsoleten Menschenbild im Sinne der Philosophie René Descartes der Trennung von Körper, Geist und Seele. Dieser Umstand impliziert ein enormes Gewaltpotenzial innerhalb des Gesundheitswesens, das aus dem Blickwinkel der epistemischen Gewalt, also der Gewalt in der Wissenschaft und durch die Wissenschaft, noch wenig erforscht ist. Viele Wissensformen wurden in dieser Entwicklung der Medizin in den letzten Jahrhunderten ausgeschlossen. Die epistemische Gewalt hat sowohl in der Organisation des Gesundheitswesens und deren Einrichtungen als auch im Alltag der PatientInnen erhebliche Folgen. Letzteren gegenüber äußert sie sich als strukturelle, psychische und auch körperliche Gewalt. Dieses Gewaltpotenzial gegenüber den PatientInnen verstärkt sich noch, wenn diese alternative Therapieformen in Anspruch nehmen möchten.

Die Palette der Gewaltformen, über die PatientInnen und andere Mitbeteiligte in dieser Arbeit berichteten sind vielfältig: von staatlicher struktureller Gewalt durch plötzlichen Entzug von Medikamenten und dadurch verursachtem großen Leid, bis zu persönlichen Erniedrigungen, Abwertungen, Drohungen mit Anzeigen reicht die Palette.

Dazu kommt die erlittene – auch körperliche - Gewalt im Rahmen von zum Teil illegalen Polizeiinterventionen. Durch die diskriminierende Politik gegenüber medizinischen AnwenderInnen von Cannabis wird auch die geschlechterspezifische Gewalt gefördert, da meist Frauen in der PflegerInnenrolle sind und dieser Umstand von Ex-Partnern benutzt wird, um diesen Frauen Schaden zuzufügen.

Jedoch auch ÄrztInnen sind von vielen dieser Missstände im derzeit herrschenden Medizinsystem negativ betroffen. Alle in der Arbeit zu Wort gekommenen ÄrztInnen beklagen den Qualitätsverlust der Arzt-Patienten-Beziehung durch die Ökonomisierung und den politischen Einflüssen im Gesundheitswesen. Dem Verlust der Wertigkeit dieser Beziehung will man an der CLAEH Universität in Uruguay mit einem Ausbildungsprogramm zum ärztlichen Humanismus entgegenwirken und damit ein neues Bewusstsein in der ÄrztInnenschaft hin zu mehr Empathie und Anerkennung der Individualität eines/einer jeden PatientIn schaffen. Dem dominierenden Egoismus in einem kalten System soll so die Stirn geboten werden.

Nach all den zum Vorschein gekommenen Konflikten und den in der Arbeit erläuterten menschenrechtlichen und ethischen Grundlagen ist zum Wohle der PatientInnen und zur Wahrung der Menschenrechte eine Hinwendung zu einer Integrativen Medizin, die den Menschen in seiner Gesamtheit wahrnimmt und alternative, komplementäre und traditionelle Wissensformen miteinbezieht, unumgänglich. Diese Umstände müssen in Ausbildung, Forschung und die medizinischen Behandlungen miteinbezogen werden. Schematisierte Behandlungsprotokolle, die dieser weit gefassten, pluralistisch angelegten Medizin nicht gerecht werden, bedürfen einer dringenden Weiterentwicklung. Menschenrechtliche Bestimmungen liefern keinerlei Grundlagen, um das derzeitige Paradigma im Gesundheitswesen aufrechtzuerhalten. Soziale Faktoren und Umweltbedingungen sowie ökonomisch-politische Machtaspekte müssen bei diesen Neudefinitionen von Gesundheit und Krankheit ebenfalls Berücksichtigung finden.

Durch den Ausschluss bestimmter Wissensformen und wissenschaftlichen Studienergebnissen wurde es über viele Jahrzehnte hindurch verabsäumt, Leid zu verringern. Die Cannabis Pflanze, die seit Jahrtausenden Begleiterin der Menschheit ist und eine lange medizinische Anwendungstradition besitzt, ist ein gutes Beispiel dafür, wie sehr ökonomische Interessen und politisches Kalkül das

Gesundheitswesen dominieren und über die Bedürfnisse der Menschen gestellt werden.

Trotz all dieser erschütternden Zeugnisse gibt es mehr als ausreichend fundierte Grundlagen für Lichtblicke, um neue Strategien zu einer Verbesserung der Gesundheitsversorgung zu entwickeln. Eine Care-Revolution hin zu einer solidarischen Gesellschaft, in der Entscheidungen konsequent an den Bedürfnissen der Betroffenen ausgerichtet werden, ist ein Ausweg für eine neue Orientierung im Gesundheitswesen, die allen Beteiligten ein großes Stück an neuer Lebensqualität und Zufriedenheit geben kann. Die Menschenrechte und die in den nationalstaatlichen Verfassungen verankerten Grund- und Freiheitsrechte bilden dafür eine unerschütterliche Grundlage. Alte, menschenverachtende Handlungsorientierungen im Gesundheitswesen sind obsolet. Denn, wie Humberto Correa formulierte: *„Wenn die Nachfrage auf Schmerz beruht, dann ist das für Patienten brutal. Der Preis bleibt dann der Gier der Anbieter überlassen"*. Dazu bedarf es auch einer Bewusstwerdung der Menschen selbst, dass wir alle verletzliche, care-bedürftige Wesen sind, die in ein „großes Ganzes" eingebunden sind.

Die Mamá Cultiva Bewegung und die Fundación Daya können auch für andere Erdteile eine große Vorbildwirkung haben, wenn zivilgesellschaftliche Initiativen und die Menschen selbst ein neues Bewusstsein für Beziehungen zu den Mitmenschen und der Natur entwickeln sowie bestehende Machtstrukturen im Gesundheitswesen nicht mehr hinnehmen. Diese für aktuelle europäische Verhältnisse nach meinem Empfinden revolutionären und kaum vorstellbaren Aktivitäten forderten mich vor Abschluss der Arbeit auf, in Österreich Ausschau nach ähnlichen Initiativen zu suchen. Der Aktivist und Organisator der Cannabis Social Clubs Austria Mario schildert mir in unserem Gespräch, dass der Zugang zu Cannabis äußerst schwierig wäre. Die erhältlichen Produkte, die man durch Privatärzte bekommt, seien extrem teuer. Damit ein/e PatientIn ein Cannabismedikament über die Krankenkasse nach chefärztlicher Bewilligung bekommt, *„musst du schon halbtot sein, also so, dass du bald stirbst und völlig austherapiert bist,“* schildert mir Mario. Er selbst kann legal Blüten in Deutschland in der Apotheke kaufen, die er auch auf legalem Wege nach Österreich bringen kann. Aus finanziellen Gründen ist es ihm aber unmöglich, sich so zu versorgen, wie er es für seinen Gesundheitszustand bräuchte. *„Nur für* *meine Medizin bräuchte ich 1.500 Euro"*. Nach Vorlage des spanischen Modells wurde in Österreich versucht, die Cannabis Social Clubs aufzubauen. Das Ziel wäre die Selbstversorgung gewesen. Das Modell funktioniert jedoch in Österreich bis jetzt aus verschiedenen Gründen nicht. *„Es gab immer wieder Polizeieinsätze und Gerichtsverfahren. Die Leute haben wieder Angst bekommen, es ist wieder alles eingeschlafen. Auch die politische Lage ist im Moment ganz schlimm. Seit zwei Jahren ist es schlechter geworden, Informationen werden zensiert. Wir werden wie Leute behandelt, die Heroin an kleine Kinder anbieten würden."* Er schließt: *„Es stellt sich für mich gar nicht die Frage, etwas zu erlauben, was man eigentlich gar nicht verbieten darf…. Ich lebe fast mein dreivierteltes Leben als Krimineller, weil ich eine Pflanze nutze, die Gott mir gegeben hat. Und ich werde nicht darauf warten, dass mir ein Gesetzgeber erlaubt, diese Pflanze zu nutzen, ein Gesetzgeber, der mir aber erlaubt, mich mit Morphinen oder mit anderen Stoffen legal zu töten."*

Es scheinen noch tiefe Gräben zwischen PatientInneninteressen auf Leidminderung, ärztlichen Erfahrungen, wissenschaftlichen Erkenntnissen und politischen Aktivitäten zu liegen. Den unermüdlichen Initiativen für eine

Integrative Medizin scheint es nach aktuellen Erfahrungsberichten ebenfalls schwierig zu sein, sich Gehör zu verschaffen. Menschenrechtliche Grundlagen und die Bedürfnisse vieler PatientInnen sprechen aber eine andere Sprache. An der Notwendigkeit der Hinwendung zu einer Integrativen Medizin gibt es keinen Zweifel. Ideologische Grabenkämpfe zwischen den einzelnen Disziplinen und die damit verbundenen Interessensinterventionen dürfen nicht weiterhin auf dem Rücken der PatientInnen ausgetragen werden.

Literaturverzeichnis

Abrahamovl Aya, Abrahamov Avraham, Mechoulam Raphael: An efficient new Cannabinoid antiemetic in pediatric oncology, Life Sciences, Vol. 56, No.6 23/24, Pergamon, Jerusalem (1995) S. 2097-2102.

Amtsblatt der Europäischen Union C83/389: Charta der Grundrechte der Europäischen Union, (2010/C 83/02), 30.3.2010.

Bachmann Götz: Teilnehmende Beobachtung in Kühl Stefan, Strodtholz Petra, Taffertshofer Andreas (Hrsg): Handbuch Methoden der Organisationsforschung, Quantitative und Qualitative Methode, VS Verlag für Sozialwissenschaften, Wiesbaden (2009).

Banerji Prasanta, Campbell Donald R., Banerji Pratip: Cancer patients treated with the Banerji protocols utilising homoeopathic medicine: A Best Case Series Program of the National Cancer Institute USA, Oncology Reports 20: S. 69-74 (2008).

Banerji Prasanta, Banerji Pratib: The Banerji Protocols, A New Method of Treatment with Homeopathic Medicines by Prasanta Banerji, PBHRF, Indien (2013).

Baumgartner Johann: Hospiz- und Palliative Care – Definitionen, abgestufte Versorgung, Organisationsformen und Bedarf in Bernatzky Günther, Sittl Reinhard, Likar Rudolf (Hrsg.): Schmerzbehandlung in der Palliativmedizin, 3. Auflage, Springer, Wien, New York (2012) S. 7-16.

Beauchamp Tom L., Childress James F.: Principles of Biomedical Ethics, 6. Auflage, Oxford University Press (2008).

Bergemann Lutz, Frewer Andreas: Menschenrechte und Vulnerabilität in der Medizin, Bedingungen eines patientenorientierten und autonomiefördernden

Empowerments, in Bergemann Lutz, Frewer Andreas (Hrsg.): Autonomie und Vulnerabilität in der Medizin, Menschenrechte – Ethik - Empowerment, Transcript, Bielefeld (2018) S. 7-18.

Bergmann Anna: Der entseelte Patient, Die moderne Medizin und der Tod, 2. Auflage, Franz Steiner Verlag, Stuttgart (2015).

Bernatzky Günther, Sittl Reinhard, Likar Rudolf (Hrsg.): Schmerzbehandlung in der Palliativmedizin, 3. Auflage, Springer, Wien, New York (2012).

Bielefeldt Heiner: Der Menschenrechtsansatz im Gesundheitswesen, in Frewer Andreas, Bielefeldt Heiner (Hrsg.): Das Menschenrecht auf Gesundheit, Bielefeld, Transkript (2016) S. 19-56.

Bielefeldt Heiner: Vulnerabilität als Menschenrechtsthema, in Bergemann Lutz, Frewer Andreas (Hrsg.): Autonomie und Vulnerabilität in der Medizin, Menschenrechte – Ethik - Empowerment, Transcript, Bielefeld (2018) S. 21-36.

Blaas Kurt: Verschreibungsmöglichkeiten und Kostenerstattung in Österreich in Müller-Vahl Kirsten R., Franjo Grotenhermen (Hrsg): Cannabis und Cannabinoide in der Medizin, Medizinisch wissenschaftliche Verlagsgesellschaft, Berlin (2020) S. 202-206.

Breihl Jaime: Epidemiología Crítica, Ciencia emancipadora e interculturalidad (Kritische Epidemiologie, emanzipatorische Wissenschaft und Interkulturalität), Lugar Editorial, Buenos Aires (2003).

Breihl Jaime: Critical Epidemiology in Latin America, Roots, Philosophical and Methodological Ruptures, in Vallverdú Jordi, Puyol Angel, Estany Anna (Hrsg.): Philosophical and Methodological Debates in Public Health, Springer, Cham/Switzerland (2019) S. 21-45.

Brunner Claudia: Epistemische Gewalt: Wissen und Herrschaft in der kolonialen Moderne, transcript, Bielefeld (2020).

Carus Michael: Kulturgeschichte des Hanfes, in Müller-Vahl Kirsten R., Franjo Grotenhermen (Hrsg): Cannabis und Cannabinoide in der Medizin, S. 3-34, Medizinisch wissenschaftliche Verlagsgesellschaft, Berlin (2020).

Constitución de la Republica del Ecuador 2008, Reg. Of. 449, 20.10.2008 (Verfassung der Republik Ecuador).

Correa-Rivero Humberto: Humanismo Médico, Fin del Siglo, Montevideo (2016).

Correa-Rivero Humberto: Humanization, the Antidote to Discontent and Frustration in Medicine, EC Anaesthesia 4.1 (2018), S. 18-21.

Correa-Rivero Humberto: A Reflection on Love and the Law in Medicine, EC Anaesthesia 4.8 (2018), S. 276-279.

Crocq Marc-Antoine: History of cannabis and the endocannabinoid system, Dialogues in clinical neuroscience, Vol 22, No. 3 (2020), doi: 10.31887/DCNS.2020.22.3/mcrocq.

Damasio Antonio: Descartes´ Irrtum. Fühlen, Denken und das menschliche Gehirn, Ullstein, Berlin (2004).

Denman Catalina, Aranda Patricia, Cornejo Elsa: Buchbesprechung: Magdalena de León, Poder y empoderamiento de las mujeres (Macht und Ermächtigung von Frauen), Bogotá (1997).

De Vos Pol, Malaise Geraldine, De Ceukelaire Wim, Perez Denis, Lefèvre Pierre, Van der Stuyft Patrick: Participación y empoderamiento en la atención primaria en salud: desde Alma Ata hasta la era de la globalización (Partizipation und Empowerment in der primären Gesundheitsversorgung: von Alma Ata bis zur Ära der

Globalisierung), Medicina Social 4/2, (2009) S. 127-134, www.medicinasocial.info.

Dresing Thorsten, Pehl Thorsten: Praxisbuch Interview, Transkription & Analyse, Anleitungen und Regelsysteme für qualitativ Forschende. 6. Auflage. Marburg (2015); www.audiotranskription.de/praxisbuch.

Egger Josef W.: Das biopsychosoziale Krankheitsmodell – Grundzüge eines wissenschaftlich begründeten ganzheitlichen Verständnisses von Krankheit. Psychologische Medizin, 16, 2, 3-12., Facultas Universitätsverlag, Wien (2005).

Espinoza Schmittner Natalia, Silva Alcaíno Carolina: Cannabis medicinal en Chile: Los pacientes como delincuentes (Medizinisches Cannabis in Chile, Die Patienten als Verbrecher), Universidad Academia de Humanismo Cristiano (2019).

Europarat: Europäische Konvention zum Schutz der Menschenrechte und Grundfreiheiten Rom, 4.XI.1950 in der geltenden Fassung.

Farmer Paul E., Nizeye Bruce, Stulac Sara, Keshavjee Salmaan: Structural violence and clinical medicine, PLoS Medicine 3(10) (2006) S. 1686-1691, DOI: 10.1371/journal.pmed.0030449.

Figueroa García-Huidobro Rodolfo: El Derecho a la Salud (Das Recht auf Gesundheit), Estudios Constitucionales (Verfassungsstudien), Centro de Estudios Constitucionales de Chile Universidad de Talca (2013) S. 283 - 332.

Fischer Gisela: Das Menschenbild im klinischen Alltag, in Girke Matthias, Matthiessen Peter F. (Hrsg.): Medizin und Menschenbild, VAS Verlag, Bad Homburg (2015) S. 175-183.

Flores Angeles R.L., Tena Guerrero Olivia: Maternalismo y discursos feministas latinoamericanos sobre el trabajo de cuidados: un tejido en tensión (Maternalismus und feministische lateinamerikanische Diskurse über Sorgearbeit: ein gespanntes Netz), Revista de Sciencas sociales, Num. 50, Quito (2014) S. 27-42.

Foucault Michel: La crisis de la medicina o de la antimedicina? (Die Krise der Medizin oder der Antimedizin?) in Estrategias de Poder (Strategien der Macht), Paidos, Barcelona (1999), Obras esenciales, Vol. II 327-361.

Frei Heiner: Homeopathic treatment of children with attention deficit hyperactivity disorder: a randomised, double blind, placebo controlled crossover trial, Eur J Pediatr (2005) 164: 758–767, DOI 10.1007/s00431-005-1735-7.

Freire Paolo: Pedagogy of the oppressed, 30th anniversary edition (2005).

Frewer Andreas, Bielefeldt Heiner: Menschen, Rechte und Medizin, Zur Einführung, in Frewer Andreas, Bielefeldt Heiner (Hrsg.): Das Menschenrecht auf Gesundheit, Normative Grundlagen und aktuelle Diskurse, Transcript, Bielefeld (2016) S. 7-18.

Fundación Daya: Informationsblatt „Autocultivo" (Selbstanbau) 2021.

Fundación Daya: Workshopunterlage „Taller de extracción y preparados Medicinales en base a Cannabis" (Workshop Extraktion und Präparate auf Basis von Cannabis), Onlineworkshop vom 19.1.2021.

Fundación Daya: Workshopunterlage „Curso Introductorio al Cultivo de Cannabis Medicinal" (Einführungskurs zum Anbau von medizinischem Cannabis), Onlineworkshop vom 20. und 27.3.2021.

Fundación Daya: Newsletter 31.5.2021.

Fundación Daya: La CIDH oficia al estado chileno por persecución de cultivadores de Cannabis (Die

Interamerikanische Kommission für Menschenrechte verlangt von Chile Erklärung wegen der Verfolgung der Personen, die Cannabis pflanzen) http://www.fundacio-ndaya.org/la-cidh-oficia-al-estado-chileno-por-persecu-cion-de-cultivadores-de-cannabis/, November 2021.

Galtung Johan: Violence, Peace, and Peace Research, Journal of Peace Research, Vol. 6, Nr. 3, International Peace Research Institute, Oslo (1969) S. 167-191.

Geertz Clifford: Thick Description: Toward an Interpretative Theory of Culture in The interpretation of cultures: selected essays. Basic Books, New York (1973) S. 3-30.

Geertz Clifford: Dichte Beschreibung, Beiträge zum Verstehen kultureller Systeme, Suhrkamp, Frankfurt am Main (1983).

Generalversammlung der Vereinten Nationen, 217 A (III). Allgemeine Erklärung der Menschenrechte, Resolution vom 10.12.1948.

Generalversammlung der Vereinten Nationen 16.12.1966, Internationaler Pakt für wirtschaftliche, soziale und kulturelle Rechte 1966, New York.

Generalversammlung der Vereinten Nationen 20.11.1989, Übereinkommen über die Rechte des Kindes.

Girke Matthias: Medizin und Menschenbild, Anthroposophische Medizin, in Girke Matthias, Matthiessen Peter F. (Hrsg.): Medizin und Menschenbild, VAS Verlag, Bad Homburg (2015) S. 185-212.

Grant-Hayford Naakow, Scheyer Victoria: Strukturelle Gewalt verstehen, Eine Anleitung zur Operationalisierung, Galtung Institut für Friedenstheorie und Friedenspraxis, Juni 2016.

Grosfoguel Ramón: Racismo/sexismo epistémico, universidades occidentalizadas y los cuatro genocidios/ epistemicidios del largo siglo XVI (Epistemischer Rassismus/Sexismus, verwestlichte Universitäten und die vier Genozide/Epistemizide im Laufe des 16. Jahrhunderts) Tabula Rasa Nr. 19, 31-58 (2013).

Heller Andreas, Pleschberger Sabine: Zur Geschichte der Hospizbewegung in Bernatzky Günther, Sittl Reinhard, Likar Rudolf (Hrsg.): Schmerzbehandlung in der Palliativmedizin, 3. Auflage, Springer, Wien, New York (2012) S. 17-24.

Hildebrandt Gunther, Moser Maximilian, Lehofer Michael: Chronobiologie und Chronomedizin, Biologische Rhythmen – Medizinische Konsequenzen, Graz (2013).

Huth Martin: Empowerment, soziale Bewegungen und das Recht auf Gesundheit, Blickwechsel von der Autonomie zur Partizipation, in Bergemann Lutz, Frewer Andreas (Hrsg.): Autonomie und Vulnerabilität in der Medizin, Menschenrechte – Ethik - Empowerment (2018) S. 39-71.

Illich Ivan: Nemesis Medica, la expropiación de la Salud (Orig. Medical Nemesis: The expropriation of health), Barral Editores, Barcelona (1975).

Illich Ivan: Und führe uns nicht in die Diagnose, sondern erlöse uns von dem Streben nach Gesundheit, Eröffnungsvortrag auf dem Symposium "Gesundheit Krankheit - Metaphern des Lebens und der Gesellschaft", Bologna, 24. Oktober 1998.

International Labour Organisation: Indigenous and Tribal Peoples Convention, 1989 (No. 169) 27.6.1989.

King Roger J. H.: Caring about Nature, Feminist Ethics and the Environment, Vol. 6, No. 1, Ecological Feminism (Spring, 1991), S. 75-89; https://www.jstor.org/stable/3810034.

Krenner Lothar: Integrative Medizin, die Wiederentdeckung der Ganzheit, in Frass Michael, Krenner Lothar (Hrsg.): Integrative Medizin, evidenzbasierte komplementärmedizinische Methoden, Berlin, Springer (2019) S. 3-21.

Kuchta Kenny: Traditionelle Japanische Medizin-Kampo, Zeitschrift für Phytotherapie 2014; 35: 224-227. https://www.thieme.de/de/naturheilverfahren/traditionelle-japanische-medizin-kampo-82896.htm

Lackner Franz X.: Medizinethik und Komplementärmedizin, in Frass Michael, Krenner Lothar (Hrsg.): Integrative Medizin, Evidenzbasierte komplementärmedizinische Methoden, Berlin, Heidelberg, Springer (2019).

Lemmer Björn: Chronopharmakologie, Tagesrhythmen und Arzneimittelwirkung, 2. Auflage, Wissenschaftliche Verlagsgesellschaft, Stuttgart (1984).

Maio Giovanni: Heilen als Management, Zum Verlust einer Kultur der verstehenden Sorge in Zeiten der Ökonomie Zeitschrift für Allgemeinmedizin Deutscher Ärzteverlag, ZFA (2011).

Maio Giovanni: Mittelpunkt Mensch, Lehrbuch der Ethik in der Medizin - Mit einer Einführung in die Ethik der Pflege, 2. Auflage, Schattauer, Stuttgart (2017).

Maio Giovanni: Geschäftsmodell Gesundheit, Wie der Markt die Heilkunst abschafft, 3. Auflage, Suhrkamp, Berlin (2019).

Mann Hur Hyung: Empowerment in terms of theoretical perspectives: exploring a typology of the process and components across disciplines; Journal of community psychology, Vol. 34, 5, 523–540, Wiley InterScience (www.interscience.wiley.com) (2006), DOI: 10.1002/jcop.20113.

Matthiesen Peter F.: Homöopathie und intellektuelle Redlichkeit – Eine Stellungnahme, Deutsche Zeitschrift für Onkologie, Thieme, Stuttgart, New York (2018) 50(04), S. 172-177, DOI: 10.1055/a-0758-9471.

Mehring Sigrid: The Ethicalization of International Humanitarian Law: Clarifying the Boundaries for Physicians in Vöneky Silja, Beylage-Haarmann Britta, Höfelmeier Anja, Hüber Anna-Katharina (Hrsg.): Ethik und Recht, Die Ethisierung des Rechts, Springer, Heidelberg, New York, Dordrecht, London (2013) S. 229-251.

Menéndez Eduardo L.: Modelo Médico Hegemónico y Atención Primaria. Segundas Jornadas de Atención Primaria de la Salud (Hegemoniales ärztliches Modell und Primärversorgung. Zweite Tagung für Gesundheits-Primärversorgung), Buenos Aires (1988) S. 451- 464.

Novoa Abel: Cómo se vende una enfermedad y su tratamiento: el caso del TDAH en España (Wie man eine Krankheit und ihre Behandlung verkauft: der Fall ADHS in Spanien), abrufbar unter www.nodo50.org und https://de.scribd.com/document/353309559/Como-Se-Vende-Una-Enfermedad-y-Su-Tratamiento-El-Caso-Del-TDAH-en-Espana, 24.03.2016.

Nuñez C., Hermosilla A., Sepulveda S., Riffo M., Martinez C.: Collective occupation as a means of overcoming Occupational Apartheid: the case of struggle for the right of health of the Mama Cultiva Grouping, Cad. Bras. Ter. Ocup., São Carlos, v. 27, n. 1, (2019), S. 4-16, https://doi.org/10.4322/2526-8910.ctoAO1786.

Organisation of American States: Ninth International Conference of American States, American Declaration of the rights and duties of man, Bogotá, Colombia, 1948.

Organisation of American States: American Convention on Human Rights "Pact of San Jose, Costa Rica " B-32, 22.11.1969.

Organisation of American States: Additional Protocol to the American Convention on Human Rights in the area of economic, social and cultural rights "Protocol of San Salvador" A-52, 17.11.1988.

Portillo José: La Medicina, el imperio de lo efímero (Die Medizin, das Imperium der Kurzlebigkeit) in Barrán, Bayce, Cheroni: La medicalización de la sociedad (Die Medikalisierung der Gesellschaft), Montevideo, Nordan Comunidad: Goethe-Institut, (1993) S. 17-35.

Powys Whyte Kyle, Cuomo Chris: Ethics of Caring in Environmental Ethics: Indigenous and Feminist Philosophies, in Gardiner Stephen M., Thompsom Allen (Hrsg.): The Oxford Handbook of Environmental Ethics Oxford University Press (2017).

Queirolo Rosario, Sotto Belén, Álvarez Eliana: Cannabis medicinal en Uruguay: Estudio sobre la communidad médica y los desafíos persistentes (Medizinisches Cannabis in Uruguay: Studie über die Ärzteschaft und bestehende Herausforderungen), Universidad Católica de Uruguay, Juli 2021.

Rasmussen Kristine, Bero Lisa, Redberg Rita, Gøtzsche Peter C., Lundh Andreas: Collaboration between academics and industry in clinical trials: cross sectional study of publications and survey of lead academic authors, BMJ 2018; 363:k3654, doi: https://doi.org/10.1136/bmj.k3654.

Richter Dirk: Nimmt Gewalt gegen Mitarbeitende im Gesundheitswesen zu? Hypothesen, Daten und soziologische Hintergründe, sozialpsychiatrische Informationen 49. Jahrgang 1/2019, S. 15-18.

Ricou Bara, Junod Alain: Pharmazeutische Industrie, klinische Forschung und die Rolle der Ethikkommissionen, in In Porz, Rehmann-Sutter, Scully, Zimmermann Acklin (Hrsg): Gekauftes Gewissen? Zur Rolle der Bioethik in Institutionen, mentis, Paderborn (2007) S. 221-231.

Rocha Valeria, Ladas Elena J., Lin Meiko, Cacciavillano Walter, Ginn Elizabeth, Kelly Kara M., Chantada Guillermo, Castillo Luis: Beliefs and Determinants of

Use of Traditional Complementary/Alternative Medicine in Pediatric Patients Who Undergo Treatment for Cancer in South America, Journal of Global Oncology, issue 6, 701-710 (2017), https://ascopubs.org/doi/10.1200/JGO.2016.006809.

Rodríguez Beltrán Mar: Empoderamiento y promoción de la Salud (Empowerment und Gesundheitsförderung), Red de Salud 14 (2009) S. 20-31.

Schmidhuber Martina: Ambivalenzen der Medikalisierung, Ein Plädoyer für das Ernstnehmen der subjektiven Perspektive im Umgang mit Gesundheit und Krankheit, in Frewer Andreas, Bielefeldt Heiner (Hrsg.): Das Menschenrecht auf Gesundheit, Bielefeld, Transkript (2016) S. 195-214.

Schubert Christian: Psychoneuroimmunologie und Psychotherapie, 2. Auflage, Schattauer, Stuttgart (2018).

Sharpe Virginia Ashby: Warum ist die Ethik der Bioethik so schwierig? In Porz, Rehmann-Sutter, Scully, Zimmermann-Acklin (Hrsg.): Gekauftes Gewissen? Zur Rolle der Bioethik in Institutionen, mentis, Paderborn (2007) S. 161-186.

Silver Robert J.: The Endocannabinoid System of Animals (2019) 9, 686; doi:10.3390/ani9090686.

Spivak Gayatri Chakravorty: Can the Subaltern Speak? In Cary, Nelson Grossberg, Lawrence (Hrsg.): Marxism and the Interpretation of Culture, Urbana Champain (1988) S. 271-313

Sützl-Klein Hedda: Komplementär- und integrativmedizinische Forschungsprojekte in Frass Michael, Krenner Lothar (Hrsg.): Integrative Medizin, Evidenzbasierte komplementärmedizinische Methoden, Berlin, Heidelberg Springer (2019) S. 993-1036.

Taid Shanafelt D., Boone Sonja, Tan Litjen, et al: Burnout and Satisfaction With Work-Life Balance Among US

Physicians Relative to the General US Population, Archives of Internal Medicine, 172.18 (2012) S.1377-1385.

The Lancet: The end of homeopathy, Volume 366 Issue 9487, DOI: https://doi.org/10.1016/S0140-6736(05)67149-8, 27.8.2005.

Tronto Joan C.: Moral Boundaries, A Political Argument for an Ethic of Care, Routledge, New York, London, (1993).

Tronto Joan C.: Caring Democracy, Markets, Equality and Justice, New York University Press, New York, London (2013).

Uexküll Thure von, Wesiack Wolfgang: Theorie der Humanmedizin, Grundlagen ärztlichen Denkens und Handelns, Urban &Schwarzenberg, München 3. Auflage (1998).

Ugalde Antonio, Homedes Núria: El impacto de los investigadores fieles a la industria farmacéutica en la ética y la calidad de los ensayos clínicos realizados en Latinoamérica (Die Auswirkung der treuen Forscher der Pharmaindustrie für die Ethik und die Qualität der klinischen Forschungen, die in Lateinamerika durchgeführt werden), Salud Colectiva, Buenos Aires (2015) 11(1): S. 67-86.

UNESCO Report of the International Bioethics Commitee (IBC) on traditional medicine and their ethical implications, SHS/EGC/IBC-19/12/3 Rev. Paris, 8 February 2013.

United Nations: General Assembly A/74/174, Right of everyone to the enjoyment of the highest attainable standard of physical and mental health, Report of the Special Rapporteur on the right of everyone to the enjoyment of the highest attainable standard of physical and mental health, Dainius Pūras, 16.7.2019.

United Nations: Office on Drugs and Crime, CND Votes on Recommendations for Cannabis and Cannabis-Related Substances, 3.12.2020, https://www.unodc.org/unodc/en/frontpage/2020/December/cnd-votes-on-recommendations-for-cannabis-and-cannabis-related-substances.html.

Vidart Daniel: Marihuana, la flor del cáñamo, un alegato contra el poder (Marihuana, die Hanfblüte, ein Plädoyer gegen die Macht), Ediciones B Uruguay, Montevideo (2014).

Vosman Frans: Kartographie einer Ethik der Achtsamkeit – Rezeption und Entwicklung in Europa, in: Conradi Elisabeth / Vosman Frans (Hrsg.): Praxis der Achtsamkeit: Schlüsselbegriffe der Care-Ethik, Frankfurt am Main, Campus Verlag GmbH (2016) S. 33-52.

Watters Charles: Three Challenges to a Life Course Approach in Global Mental Health: Epistemic Violence, Temporality and Forced Migration in White Ross G., Sumeet Jain, Orr David M.R., Read Ursula M. (Hrsg.): The Palgrave Handbook of Sociocultural Perspectives on Global Mental Health, Springer, London (2017) S. 237-256.

Wegleitner Klaus: Nachhaltige regionale Selbstentwicklung von Palliative Care in der flüchtigen Moderne, Partizipative, transdisziplinäre Entwicklung von kommunalen Solidaritätsnetzwerken: eine reflexive Form von Network - Governance in der Gesundheitspolitik etablieren, Dissertation, Universität Wien (2012).

Welsh Caroline: Brauchen wir in Recht auf Krankheit? in Frewer Andreas, Bielefeldt Heiner (Hrsg.): Das Menschenrecht auf Gesundheit, Bielefeld, Transkript (2016) S. 215-238.

Winker Gabriele: Care Revolution, Schritte in eine solidarische Gesellschaft, transcript, Bielfeld (2015).

World Health Organization WHO: Primary health care: report of the International Conference on Primary Health Care, Alma-Ata, USSR, 6-12 September 1978, WHO, Genf.

World Health Organization WHO: Ottawa Charta for Health Promotion (1986).

World Health Organization WHO: Weltbericht Gewalt und Gesundheit, Europa (2003).

World Health Organization WHO: What is the evidence on effectiveness of empowerment to improve health? (2006).

World Health Organization WHO: Traditional Medicine Strategy 2014-2023, Genf (2013).

World Health Organization WHO: Cancer: Carcinogenicity of the consumption of red meat and processed meat, https://www.who.int/news-room/questions-and-answers/item/cancer-carcinogenicity-of-the-consumption-of-red-meat-and-processed-meat, WHO, Genf, 26.10.2015.

Witzel Andreas: Das problemzentrierte Interview. Forum Qualitative Sozialforschung, 1(1), Art. 22 (2000).

Young Susan, Fitzgerald Michael, Postma Maarten J.: TDAH: hacer visible lo invisible (ADHS: das Unsichtbare sichtbar machen), INTSP/IN/CORP/13/0015, April 2013.

Zach Klein Y. Klinik productions: The Scientist Dr. Raphael Mechoulam, Dokumentarfilm (2015), https://www.youtube.com/watch?v=12tcXo-xEt5g&t=2128s.

Ziegler Meinrad: „Dichte Beschreibung" – Essayistisches Theoretisieren und persönlicher Standort in der Interpretation, in Kannonier-Finster W., Ziegler M. (Hrsg.): Exemplarische Erkenntnisse, Studienverlag, Innsbruck (1998) S. 65-91.

Weitere Internetquellen

Ana María Gazmuri https://anamaria-gazmuri.cl/.

APA-OTS: Gewalt im Gesundheitswesen, https://www.ots.at/presseaussen-dung/OTS_20190716_OTS0096/gewalt-im-gesund-heitswesen, Mitarbeitersicherheit schafft Patientensicherheit, 16.7.2019.

Behind the white coat, website zum Dokumentarfilm: https://www.danaecare.com/home/documentary-eng/.

Bobadilla Paulina http://paulinabobadilla.cl/

Brunner Claudia: Buchpräsentation „Epistemische Gewalt. Wissen und Herrschaft in der kolonialen Moderne", Alpen-Adria-Universität Klagenfurt, 5.8.2020 https://www.youtube.com/watch?v=wve4dRzF28U&t=2880s.

Deutsches Institut für Menschenrechte 05/2015: Das Fakultativprotokoll zum UN Sozialpakt endlich annehmen, https://www.institut-fuer-menschenrechte.de/filead-min/user_upload/Publikationen/aktuell/DIMR_aktu-ell_05_2015_Das_Fakultativprotokoll_zum_UN_Sozi-alpakt_endlich_annehmen.pdf.

Diagonal: Abel Novoa: Ensayos clínicos con los pobres de Latinoamérica (Klinische Forschungen mit den Armen in Lateinamerika) https://www.diagonalperio-dico.net/cuerpo/29841-ciencia-deslocalizada-maquila-doras-ensayos-clinicos-con-pobres-latinoamerica.html, 16.4.2016.

DocCheck Community: Vagusnervstimulation, https://flexikon.doccheck.com/de/Vagusnervstimula-tion.

El mundo: El legado de Charlotte: cannabis medicinal (Charlottes Vermächtnis: Medizinisches Cannabis), http://www.elmundo.com/noticia/El-legado-de-Charlottecannabis-medicinal/379421, 13.4.2020.

El Telégrafo: La lucha de David contra un raro Goliat, el único niño con SWH en Ecuador (Der Kampf des David gegen einen seltenen Goliath, das einzige Kind in Ecuador mit Wolf Hirschhorn), https://www.eltelegrafo.com.ec/noticias/sociedad/6/david-goliat-swh, 14.11.2019.

European Coalition on Homeopathic & Anthroposophic Medicinal Products: Australian NHMRC seeks to put the record straight on homeopathy – too little, too late? https://echamp.eu/news-and-events/press-room/press-releases/australian-nhmcr-seeks-to-put-the-record-straight-on-homeopathy-2013-too-little-too-late, 9.10.2019.

Expo Cannabis Uruguay: https://expocannabis.uy/.

Frankfurter Allgemeine Zeitung: Nach zwei Wochen Trauer ist aber bitte Schluss: https://www.faz.net/aktuell/gesellschaft/menschen/trauerzeit-laut-dsm-5-nicht-laenger-als-zwei-wochen-13278887.html, 25.11.2014.

Fundación Daya, www.fundaciondaya.org.

Fundación Daya Website und Social Media Kanäle: www.fundaciondaya.org, https://www.facebook.com/fundaciondaya/ , https://www.instagram.com/p/CXyJeQcsrRV/ , https://twitter.com/fundaciondaya/status/1264217038127415296?lang=ca.

Fundación Daya: Fundación Daya alerta sobre grave efecto que Ley «Anti Narcos», impulsada por Presidente Piñera, puede tener en los usuarios de Cannabis (Fundación Daya schlägt wegen der schweren Auswirkungen des Anti-Drogen Gesetzes des Präsidenten Piñera auf die Cannabis Anwender Alarm), http://www.fundaciondaya.org/fundacion-daya-alerta-sobre-grave-efecto-que-ley-anti-narcos-impulsada-por-presidente-pinera-puede-tener-en-los-usuarios-de-cannabis/?utm_source=news_web&utm_campaign=56fed18e63-EMAIL_CAMPAIGN_2017_12_18_COPY_10&utm_medium=email&utm_term=0_64b28fd04a-56fed18e63-116387713.

Gabor Maté https://drgabormate.com/about/.

Human Research Institut Weiz http://humanresearch.at/newwebcontent/.

Kinderhilfe www.kinderhilfe.at.

La Nación: Mamá Cultiva solicitó apoyo para lograr acceso a cannabis medicinal (Mamá Cultiva bat um Hilfe um Zugang zu medizinischem Cannabis zu bekommen), https://www.lanacion.com.py/pais/2021/05/31/mama-cultiva-solicito-apoyo-para-lograr-acceso-a-cannabis-medicinal/, 31.5.2021.

La Vaca: Plantate, Mamá Cultiva y la organización que logró la legalización del cannabis medicinal (Pflanz dich: Mamá Cultiva und die Organisation, die die Legalisierung von medizinischem Cannabis erreichte), https://lavaca.org/notas/plantate-mama-cultiva-y-la-organizacion-que-logro-la-legalizacion-del-cannabis-medicinal/, 12.11.2020.

Ley Número 20.000 vom 2.2.2005 (Gesetz 20.000), www.leychile.cl.

Mamá Cultiva Argentina: www.mamacultivaargentina.org.

Mamá Cultiva Chile, http://www.mamacultiva.org/.

Mamá Cultiva Peru https://www.facebook.com/MamaCultivaPeru/.

Medcan Medical Cannabis Verein Schweiz: Endocannabinoid System, Tor und Schlüssel von Cannabis, https://www.medcan.ch/de/medizin/41-ecs.

Medcan Medical Cannabis Verein Schweiz: Entourage Effekt, https://www.medcan.ch/de/medizin/106-entourage-effekt.

Medical Cannabis News MCN: Tributo a Charlotte Figi: La niña que cambió la percepción global sobre cannabis y CBD (Nachruf auf Charlotte Figi: das Mädchen, das die globale Wahrnehmung über Cannabis und CBD veränderte), https://www.youtube.com/watch?v=RpYsF-X6-T0, 9.4.2020.

Meganoticias: Actriz Ana María Gazmuri logró obtener su cupo en la Cámara de Diputados (Schauspielerin Ana María Gazmuri gelang es, ihren Platz in der Abgeordnetenkammer zu erlangen), https://www.meganoticias.cl/elecciones-chile/358969-como-le-fue-a-ana-maria-gazmuri-resultados-elecciones-parlamentarias-chile-21-11-2021.html, 21.11.2021.

Nanjing University of Traditional Chinese Medicine, https://english.njucm.edu.cn/.

Nodal: La fundadora de Mamá Cultiva será alcaldesa de una comuna de Santiago (Die Gründerin von Mamá Cultiva wird Bürgermeisterin einer Gemeinde in Santiago), https://www.nodal.am/2021/05/la-fundadora-de-mama-cultiva-sera-alcaldesa-de-una-comuna-de-santiago/, 28.5.2021.

Observatorio Español de Cannabis Medicinal (Spanisches Observatorium für medizinisches Cannabis), www.oedcm.com.

Pichler Erfried: https://homoeopathie-erfried-pichler.at/.

Revista de Frente: Comisión Interamericana de Derechos Humanos solicita a Chile pronunciarse por persecución a Milton Flores (Interamerikanische Kommission für Menschenrechte fordert Chile auf, zur Verfolgung Milton Flores´Stellung zu nehmen) https://www.revistadefrente.cl/cannabis-comision-interamericana-de-derechos-humanos-solicita-a-chile-pronunciarse-por-persecucion-a-milton-flores/ , 01.11.2021.

Revista THC: Charlotte Figi: la niña que cambió la historia del cannabis medicinal falleció por COVID-19 (Das Mädchen, dass die Geschichte des medizinischen Cannabis veränderte, starb an COVID-19), https://revistathc.com/2020/04/08/charlotte-figi-la-nina-que-cambio-la-historia-del-cannabis-medicinal-fallecio-por-covid-19/ , 8.4.2020.

South China Morning Post: Chinese tomb reveals ancient staple taste for cannabis, https://www.scmp.com/news/china/science/article/3163840/chinese-tomb-reveals-ancient-staple-taste-cannabis-study?utm_source=Whatsapp&utm_medium=share_widget&utm_campaign=3163840tomb_reveals_ancient_staple_taste_for_cannabis: study | South China Morning Post (scmp.com), 19.01.2022.

Uni Leipzig, Methodenportal: Ethnografisches Interview. https://home.uni-leipzig.de/methodenportal/ethnografisches_interview/.

United Nations Treaty Collection: https://treaties.un.org/Pages/ViewDetails.aspx?src=TREATY&mtdsg_no=IV-3-a&chapter=4&clang=_en

Wikipedia Chulpila del Diablo (Teufelsgetränk): https://es.wikipedia.org/wiki/Chupilca_del_diablo

Wikipedia Cultura del Cannabis (Cannabiskultur): https://es.wikipedia.org/wiki/Cultura_del_cannabis

Wikipedia Elisabeth Kübler-Ross: https://de.wikipedia.org/wiki/Elisabeth_K%C3%BCbler-Ross.

Wikipedia Tuberöse Sklerose: https://de.wikipedia.org/wiki/Tuber%C3%B6se_Sklerose.

Wissenschaftliche Gesellschaft für Homöopathie e.V.: Der aktuelle Stand zur Forschung der Homöopathie, Mai 2016, abgerufen auf der website der Carstens-Stiftung Homöopathie: Wissenschaft und Forschung (carstens-stiftung.de).

World Health Organization WHO: Gesundheit als Menschenrecht: http://www.euro.who.int/de/about-us/partners/news/news/2018/12/health-is-a-human-right, 7.12.2018.

World Health Organization WHO: Palliative Care https://www.who.int/health-topics/palliative-care.

YouTube Videos

Algo Personal: Interview mit Ana María Gazmuri - 29.04.15, https://www.youtube.com/watch?v=dJSNzPyM2Hg, 30.4.2015.

ARD: Israel, Tel Aviv "Cannabis im Altenheim", https://www.youtube.com/watch?v=aLR6ILW4e3s, 29.1.2014.

Bayrischer Rundfunk: Wissenschaftliche Beweise für die Wirkung von Homöopathie, abrufbar unter https://www.youtube.com/watch?v=fRqKo7l-N2o, 3.2.2018.

Bobadilla Paulina: Vortrag Observatorio Español de Cannabis Medicinal, Mamá Cultiva, https://www.youtube.com/watch?v=QMaX__lU8NQ, 23.05.2017.

Breihl Jaime: Interview: La neutralidad de la ciencia. Realidad o mito (Die Neutralität der Wissenschaft, Realität oder Mythos), Punto del Partida, https://www.youtube.com/watch?v=2w89oRkXMAQ&t=378s, 22.4.2014.

CNN Chile: Interview mit Paulina Bobadilla, Fundadora de Mama Cultiva: "Aceite de marihuana reemplazó los anticonvulsivos de mi hija" (Gründerin von Mamá Cultiva: Marihuana Öl ersetzte die krampflösenden Mittel für meine Tochter), https://www.youtube.com/watch?v=fITFKWqs21I, 18.11.2014.

European Committee for Homeopathy: Teaching Centres - The European Committee for Homeopathy (homeopathyeurope.org).

Fundación Daya: Seminario Cannabis, Salud y DDHH: Fundamentos y Experiencia para la Defensa de Usuarios y Pacientes (Seminar Cannabis, Gesundheit und Menschenrechte: Grundlagen und Erfahrungen für die Verteidigung von Nutzern und Patienten), https://www.youtube.com/watch?v=fLegmh3k9-M, 21.09.2020.

Fundación Daya: Persecución de pacientes que cultivan Cannabis en Chile: Una dramática realidad (Verfolgung von Patienten die Cannabis in Chile anpflanzen: eine dramatische Realität), https://www.youtube.com/watch?v=jSP6T5a8UDE&t=137s, 8.4.2021.

Fundación Daya: Microdocumental Juicio Rodrigo Barraza (Kurzfilm Prozess Rodrigo Barraza), https://www.youtube.com/watch?v=P-y6ERzz3pA, 13.04.2021.

Fundación Daya: La voz de las víctimas de la ley 20.000 (Stimme der Opfer des Gesetzes 20.000), https://www.youtube.com/watch?v=KICof-TYKi0&t=4225s, 6.5.2021.

Gazmuri Ana María: Vortrag Observatorio Español de Cannabis Medicinal, https://www.youtube.com/watch?v=WSkDWMVoM3s, 23.5.2017.

Grundlagen und Erfahrungen für die Verteidigung von Nutzern und Patienten), https://www.youtube.com/watch?v=fLegmh3k9-M,

Guzmán Manuel: Vortrag Introducción al cannabis medicinal (Einführung zum medizinischen Cannabis), Observatorio Español de Cannabis Medicinal, 15.1.2018, https://www.youtube.com/watch?v=diGOBr4BF5Y&t=11s.

Mechoulam Raphael: Vortrag "Pasado, presente y futuro del cannabis medicinal" (Vergangenheit, Gegenwart und Zukunft des medizinischen Cannabis), Observatorio Español Cannabis Medicinal, 23.5.2017, https://www.youtube.com/watch?v=R8cPfCYACDs&t=123s.

Pichler Erfried: Vortrag Fake News in der Medizin: Am Beispiel des Australischen Reports, Pflegekongress20, Pflegenetz https://www.youtube.com/watch?v=jtIKLbfMzro, 26.11.2020.

Prasanta Banerji Homoeopathic Research Foundation, Indien: https://www.pbhrfindia.org/.

Romero María Celeste: Cannabis y esquizofrenia (Cannabis und Schizophrenie), Fundación Daya: Charla (Vortrag), https://www.youtube.com/watch?v=cQmzz_zkyN0, 2.12.2019.

Romero María Celeste: Cannabis y Salud Mental, aplicaciones terapéuticas, reducción de riesgos y gestion de placeres (Cannabis und mentale Gesundheit, therapeutische Anwendungen, Risikoreduktion und Management der Freuden), Primer Encuentro de Cannabis Terapéutico en El Hoyo, Chubut (Erstes

Treffen Therapeutisches Cannabis in El Hoyo, Chubut). Jänner 2020. https://www.youtube.com/watch?v=eel-WZbcmEAY&t=498s, 19.5.2020;

Scully Pamela: Coursera: Violence in a Structural and Cultural Context, https://www.youtube.com/watch?v=MiswEoAvxBk&t=223s, Emory University, 1.5.2015.

The Hippocrates Conferences, https://www.facebook.com/pg/thehippocratesconferences/posts/?ref=page_internal.

Universität Bern: Studie belegt die Wirkung von Homöopathie bei hyperaktiven Kindern, https://www.unibe.ch/aktuell/medien/media_relations/archiv/news/2005/050905adsstudie/index_ger.html; 5.9.2005.

Universität Klagenfurt: Epistemic violence https://epistemicviolence.aau.at/index.php/de/startseite/.

Ein herzliches Dankeschön

Viele hilfreiche Menschen haben uns in den letzten Jahren begleitet und unterstützt. Mein ganz besonderer Dank gilt meinem Masterarbeitsbetreuer Prof. Klaus Wegleitner, der immer mit einem offenen Ohr, hervorragender Fachkompetenz und ermutigenden Worten begleitend zur Seite stand. Ein herzliches Dankeschön auch an das Dekanat der Katholisch-Theologischen Fakultät der Universität Graz, dem Zentrum für Interdisziplinäre Alterns- und Care Forschung CIRAC an er Uni Graz, weiters den unterstützenden Menschen der Universität CLAEH in Uruguay und der Universidad Andina Simón Bolívar Ecuador für die zahlreichen wertvollen Gespräche, Anregungen und Hilfestellungen, um mit meinen Forschungsarbeiten voranzukommen. Ganz besonders bedanke ich mich bei der Fundación Daya und der Mamá Cultiva Organisation in Chile sowie allen InterviewpartnerInnen für das entgegengebrachte Vertrauen und die Offenheit. Ich hoffe, dass diese immense Kraft des Strebens nach einer besseren Lebensqualität, der mitfühlenden Liebe und der beharrlichen Ausdauer, sich widersetzenden Strömungen entgegenzustellen, rasch auch auf andere Kontinente übergreifen kann. Ein sehr großes

Dankeschön richte ich auch an meine Familie und FreundInnen, die uns auf diesem langen Weg des Lernens der letzten Jahre bedingungslos zur Seite gestanden haben.

Abschließend weise ich darauf hin, dass aus dem gegenständlichen Buch keine medizinischen und rechtlichen Empfehlungen ableitbar sind und das Buch keine Therapieempfehlungen enthält. Mit einem Dank an Sie, liebe/r Leser/in, verbinde ich die Wünsche für inspirierende Momente und Einsichten durch diese Lektüre.

Ihre Karin Brunner